二度の病気休暇・復職の経験者だからわかる
〝うつ病対策〟

うつとの上手なつき合い方

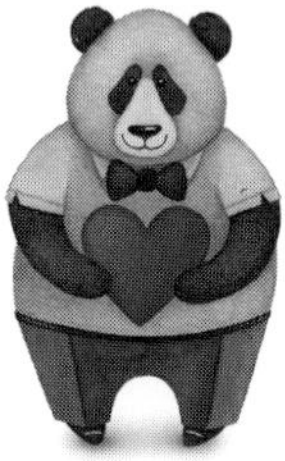

名古屋大学大学院工学研究科 講師
出口清一
Seiichi Deguchi

医学通信社BOOKS

目次

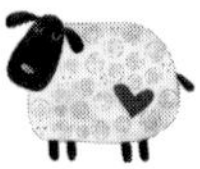

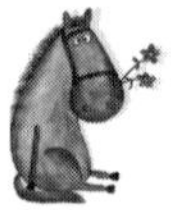

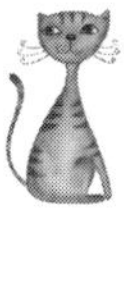

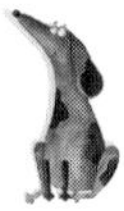
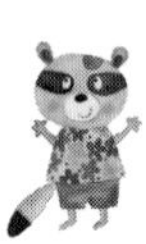
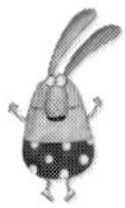

はじめに

著者は、まだ、うつと闘病中です。

でも、まったく悲観的に思っていません。

なぜなら、うつとの上手なつき合い方を体得した著者は、最低限の社会的責任を果たせており、家族を養えており、天寿を全うできるからです。


うつは、完全治癒する病です。

著者は、完全治癒を目標として闘病生活を始め、関連書籍にあるうつの治し方を何度も試みました。

でも、まったく効果が得られず、焦りの感情が沸々と湧き、疲れ果てました。

どうやら、病名は同じでも、著者のうつは他人のうつに比べ難攻不落のきわみだったようです。

著者には、関連書籍にあったうつ病完全治癒のサクセスストーリーが羨ましく、却って闘病の邪魔になりました。


関連書籍を否定しませんが、著者は、敢えてすべての関連書籍を破棄して焦りをなくし、著者の難攻不落のうつと自力で戦える状況を整えました。

著者は、まだ、うつと闘病中ですが、性格の異なる二つの重度のうつを、独自の試行錯誤により克服してきました。

つまり、著者は、著者のうつとの上手なつき合い方を体得したと明言できます。

そして、著者のうつは、通院・関連書籍から知る限り、非常に広範な症状を網羅していたことがわかりました。


著者のうつに他人のうつの治し方が効かなかった事実から、あなたのうつと著者のうつは、本質的に異なるでしょう。

でも、著者の広範を網羅した難攻不落のうつに対し効果的だった試行のいくつかは、あなたのうつにも効果を示すはずです。

この本には、著者が行ったうつへの試行のすべてが、失敗から創出した提案試行も含め記載されています。

この本に書いた内容で、著者は、すでに20人以上のうつ予備軍の方々を発症から救済しました。

ゆえに、あなたは、この本を通し、あなたのうつとの上手なつき合い方を身に付けられます。


今一度、うつは完全治癒する病です。

でも、うつとの闘病において、最低限の目標は、以前の日常を取り戻すことでしょう。

この本では、著者が、以前の日常を取り戻すこと（完全治癒への中継点）を目標として、体得したうつとの上手なつき合い方へのロードマップを描いています。

まず、この本から、うつと上手につき合う方法を身に付け、完全治癒への中継点に到達し、復職し、安堵を得ましょう。


著者は、うつの完全治癒を目標として闘病する方々を否定しません。

あなたのうつに、関連書籍にある他人のうつの治し方が効く可能性も否定しません。

現に、著者は、まず、うつの完全治癒を目標とし、他人のうつの治し方を何度も試しました。

ただ、著者のうつの完全治癒の頂は、他人のうつの完全治癒の頂がある山とはまったく別の山にありました。

そして、当時、著者のうつの完全治癒の頂は暗雲で覆い隠され、登頂を先送りせねば、さらに大ケガをする恐れがありました。

著者は、暗雲の下にあった〝うつとの上手なつき合い方の中継点〟に目標を変え、到達し、以前の日常を取り戻しました。


誰もが皆、大事を達成する前に、多くの小事で経験を積みます。

エベレストの登頂者は、次の中継点を目標に歩を進め、頂に達します。

この本で、あなたのエベレストに登頂するため、様々な中継点に立ち寄り、まず、〝あなたのうつとの上手なつき合い方の中継点〟に到達してください。

＊　＊　＊

著者は、幸か不幸か、一度目の重度のうつ（誹謗中傷・昇進内定・自信消失・うつ病発症・病気休暇・闘病・原因排除・リハビリ・復職・職務遂行）と、二度目の破滅的なうつ（予兆察知・自衛策準備・邪魔立て・重度化・病気休暇・闘病・リハビリ・復職・職務遂行・原因排除）を客観的に比較できました。

この本には、著者の二つの重度のうつとの闘病経験を基に、あなただけのうつと上手くつき合うために必要な左記の事柄（例示）を記載しました。

●うつ病を発症した際には思い切って長期休暇を取ることが最良である理由
●うつと診断され人生の終焉と誤解した方々（あなた・家族）が光明を見い出す方法
●うつに蝕まれ暗中模索の状況でうつを悪化させずに今・今日・明日を生きる方法
●家族を再び養う（自分を再び取り戻す）ためにするとよいこと　しないほうがよいこと
●復職への着実なステップ（回り道のような緩やかなスロープが最短である理由）
●復職後にうつを再び重くしないための考え方・方法
●家族と一緒に再び笑える日が必ず訪れる確証

この本に記載した実績ある試行・考え方などを参考に、あなたには、あなたのうつと上手につき合う方法を身に付け、うつに侵される以前の状態に近付いていてください。

この本は、序章と本編3章で構成されています。

序章の第1部は、うつと闘うために長期休暇を取る意義と必要性を記しています。長期休暇を取らず無理をすれば、うつは重度を増します。あなたのうつを快方に向かわせるには、すべてを忘れることが肝要で、長期休暇は必須です。思い切って、長期休暇を取ってください。

序章の第2部は、うつを悪化させず快路を拓くために、少しだけ妥協し諦めねばならない現実を記載しています。共感できない場合は、斜め読みで本編の第1章に進んでください。

本編の第1章は長期休暇中にうつを悪化させない方法、第2章はうつとともに復職するための準備、第3章は復職後にうつを再び悪化させない方法です。

＊　＊　＊

うつに蝕まれた著者は、間違いなく不幸でした。ただ、うつに侵されたことで、著者にはもったいない多くの味方に囲まれていると改めて気付かされました。

以降に、著者が病気休暇中に経験した多くの人間愛に溢れる出来事のなかから、二つを紹介します。

〝病気休暇を要す重度のうつ病〟と書かれた診断書を著者の恩師である教授M. H. 先生に渡すや否

や、「大学教員の代わりは適当に探せるが、御家族にとって一家の主はお前だけ、医者の言うとおりにしなさい」と諭されました。著者は、一度目の病気休暇をありがたくも強制的に取らされ、幸運にも自身のうつとだけ向き合える9カ月を経て、一度目の重度のうつを克服できました。でも、病気休暇当初の無知な著者は、恩師から強制された病気休暇を社会からの追放と誤認し、途方に暮れ、落胆していました。

著者が一度目の病気休暇に入って間もなく、仕事とプライベートの両面で交流していた盟友の一人A社・元代表取締役・(故) Y. H. さんから、「辛いなら大学を辞めて我が社においでよ」という言葉を拝受しました。何も手に付かぬ廃人同然だった当時の著者に、家族を養うための居場所と希望をくれた盟友の言葉は、著者にとって何にも勝る良薬で、即、闘病への気力が湧き上がりました。でも、著者を再生してくれた盟友は、著者に命を注ぎ、享年50歳で逝去しました。冥福を祈るとともに、語り合った夢の実現に邁進を誓います。

……この場を借り、盟友Y. H. さん、本当に、ありがとうございます。(著者は、いまだ、盟友Y. H. さんの力を借りており、敢えて現在形とします)……

また、著者の同志N. K. さんは、いつも、優しい聞き手です。一度目の病気休暇中、著者にとって唯一の会話時間だった同志との携帯電話は、毎回、必ず、充電切れのアラームが鳴るまで続きました。また、著者の復職が可能となった絶妙なタイミングで、同志は少し強引な誘導者に変わり、「おい、戻って来る気はあるのか?」と語気を荒げてくれました。当時の著者に残っていた反骨精神を的確に読まれた同志からの言葉で、著者は、復職を闘病目標に切り替えることができ、達成できました。

著者には、二度目の病気休暇の前日に無情な諸々の出来事が起こり、勤続か否かで心が揺れ、同志に真夜中まで相談に乗ってもらいました。「明日から休むとお前が言うまで、今夜は帰らん」という言葉を同志から拝受し、著者は、再びありがたくも二度目の病気休暇を強制的に取らされ、4カ月を経て二度目の復職を果たしました。

繰り返しになりますが、うつに蝕まれた著者は不幸でしたが、うつに蝕まれたから著者は多くの縁・幸運・慈悲に恵まれました。これからも、著者は、もっと多くに恵まれ続けるでしょう。

そして、この本を通し、あなたにも出会えました。

……あなたとの出会い（縁）は、著者にとって、最高の珠玉です……

この本が、あなたのサポート役を担えば、著者にとって最高の幸せです。

あなたの未来は、幸福に溢れています。もう、すでに、あなたは十分に苦しみました。人は皆、平等に幸せになれると著者は確信します。ぜひ、あなたの未来に待つ幸福のため、今は、すべてを忘れ、静養と闘病に注力ください。

2017年1月　　出口　清一

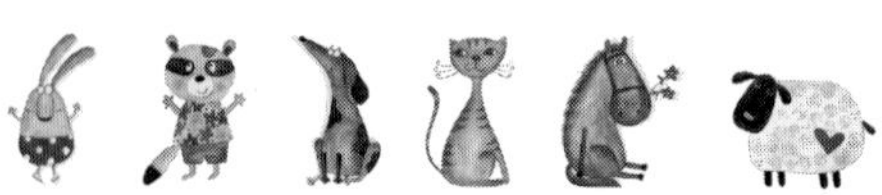

序章　うつに侵されたら

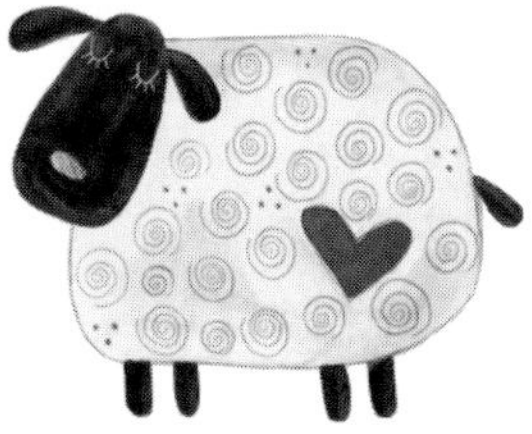

長期休暇を取りましょう

2002年3月下旬、私は、出張先で普段とは少し違う自分に気付き、同じホテルに宿泊していた後輩に最寄りの救急病院への連絡を頼むや徐々に意識が遠のき始め、病院に到着して間もなく過呼吸で意識を失いました。意識を取り戻したときにはベッドで横になり、点滴を受けていました。

もし、自分の異変を普段とほとんど変わらないとしていたら、同じホテルに後輩が宿泊していなかったら、後輩の部屋番号を聞いていなかったら、某ホテルのシングルルームで倒れ、私には、明日が訪れなかったかもしれません。私は、幾多の幸運に恵まれ、まるで二つ目の命を得たように感じました。

次の日、出張先の用務をすべてキャンセルし、帰宅後、私は、最寄りの総合病院に行きました。何のためらいもなく、私の足は、精神科に向かっていました。今でも、なにゆえに精神科に向かえたのか、まったくわかりません。

10枚ほどの問診票に答え、診察室に入ると、私のカルテには〝病気休暇を要す重度のうつ病〟と書かれていました。今も私の主治医である山口修明医師の診断書を手に、自身と家族の未来を憂い、ただ呆然と次の日を迎えました。

当時の上司であり恩師のM.H.先生に診断書を渡し、私は、職務負担軽減と勤続を希望しました。当時の私は、病気休暇を取れば復職の道が絶たれると誤解していたため、力の限り勤務続行を懇願しました。でも、ありがたいことに、恩師は、心温まる説諭とともに病気休暇を私に強制してくれました。私は、本当に、恵まれた環境に居たと今は思えますが、当時の私は、病気休暇を社会からの追放と誤認し、途方に暮れ、落胆しました。

しかし、その結果、私は、幸運にも自身のうつとだけ向き合える時間を取ることができ、9カ月で一度目の重度のうつを克服し、2003年1月頭に一度目の復職を果たしました。

2004年9月、私は一度目のうつの傷跡をえぐられ、不覚にも二度目の病気休暇に至りました。正確には、同志のN.K.さんに、心温まる説諭とともに病気休暇を強制されました。

病気休暇を二度も強制していただけた私は、本当に、素晴らしく心温かき方々に囲まれた幸せ者と心底から思っています。

私は、今、最低限の社会的責任を果たせています。家族を養えています。天寿を全うできます。なぜかと問われれば、〝強制された二度の病気休暇があったから〟と私は即答します。私は、二度も重度のうつに苦しみ不幸でしたが、ありがたくも二度とも病気休暇を強制的に取らされ、幸運な今の私がいるのです。

＊　＊　＊

社会からの一時的な離脱である病気休暇に対し、誰もが抵抗感をもつでしょう。特にうつの場合は判断能力が鈍るため、主治医の診断に従うべきと今の私は思えます。私自身が、二度のうつで二度とも病気休暇に抵抗した張本人であり、あなたが病気休暇を取らずに済む方法を模索する気持ちは非常によくわかります。

しかし、病気休暇を二度も強制された私から、あなたへの親愛なる説諭として、〝あなたのうつとだけ向き合える病気休暇が、あなたのうつを克服するために最善です〟という言葉を贈ります。理由は紙面を尽くしても書き切れないほどたくさんありますが、主な病気休暇のメリットを列記します。

●自ずと周知される（誰もあなたに無理を強いません）
●うつに侵された場所から離れられる（闘病の第1ステップ〝すべてを忘れる〟に不可欠です）
●通勤ラッシュも接待も会議もない（あわただしさ・ストレスから解放されます）
●時間がなく我慢していたことができる（したかったこと・我慢していたことを思い出し、できる状況になれば、行動しましょう）
●会う人・会わない人を選べる（訪問されても会いたくなければ居留守で済みます）
●通院の時間が自由に取れる（初診からしばらくは通院頻度が高く、問診・薬の受け取りも長時間を要します）
●薬の副作用に時間をかけて対応できる（自分に合う薬に至るまで、相当な日数を要します）

ただ、病気休暇の取得がむずかしいようであれば、ぜひ、できる限り長期の有給休暇を取ってください。病気休暇に比べれば短いでしょうが、焦らず、この本にある試行を進めてください。そして、転ばぬ先の杖として、労働組合・主治医・上司・同僚から、休暇を延長する方法について情報を収集ください。もし、有給休暇を完全に消化する頃、あなたのうつが弱化しておらず、あなたの心身が完全に癒えていなければ、迷わず休暇を延長してください。

論説をシンプルにするため、うつ病から少し離れます。

ある人が交通事故に遭い、両足を複雑骨折したとしましょう。両足の複雑骨折で歩けないその人に、誰が通勤・職務を強いるでしょうか？　本人も、当然、長期休暇・入院・手術・リハビリ・復職の手順を踏むと思うでしょう。疾病が目に見えるから、誰も無理を強いません。

うつ病も、ぜひ、一見してわかる他の疾病と同じように考えてください。

もし、あなたが長期休暇を取らず、職場の方々にうつ病の発症を周知しなければ、あなたには、以前と変わらぬ仕事が舞い込むでしょう。両足を複雑骨折した人に、いつもどおりに歩行を依頼する理不尽が、未経験・知識の乏しい方々には〝外見でわかりがたいうつ病〟であるがゆえに成立してしまいます。……あなたがうつ病の発症を周知しなければ、誰もが悪気なく無理を強い、あなたのうつを増強させてしまいます……

あなたがうつ病の発症に気付いたならば、専門医からうつ病と診断されたならば、治療に専念するため、また、以前の日常を早々に取り戻すため、そして周知するためにも、思い切って長期休暇（望ましくは病気休暇）を取りましょう。

私の二度目のうつは、私が通院・関連書籍を通して知る限り、他のどの方のうつと比べても難攻不落のきわみでした。いまだに闘病中にあるのも、難攻不落がゆえに、快方路線に乗せ現状を維持するのが精一杯だからでしょう。でも、私は今、一度目と同様に二度目の破滅的なうつに侵された職場に戻り、最低限の社会的責任を果たし、家族を養えています。心温かき恩師・同志・盟友・心の親父と薬の力を借り、私のうつと上手につき合いながら以前の日常を取り戻しました。私は闘病中ですが、うつに侵される以前とまったく変わらない生活を送っています。その理由として、思い当たる多くのことのなかで、やはりありがたくも強制的に取らされた二度の〝病気休暇〟が筆頭に挙がります。うつに侵された私は不幸でしたが、その後は、非常な幸運に恵まれました。

うつを克服するには、最初が肝心です。あなた自身と大切な方々を守れるならば、他はすべて犠牲にしてよいでしょう。必ず、長期休暇（望ましくは病気休暇）を取りましょう。

＊　＊　＊

私は、一度目の病気休暇の当初、家族の前で、何度も現職を辞めると言い続けました。でも、私の家族はまったく動じませんでした。今、当時を振り返り、家族のこの非同調は私にとって最高の良薬でした。一度目の復職を果たした際、家内に非同調の理由を尋ねたところ、〝現職を辞めても、あなたなら弁理士などの資格は取れると思っていたので焦りがなかったから〟ということでした。家内は、何も手に付かない廃人同然だった当時の私でも、認め続けてくれていたのです。本当に驚きましたが、それが二度目の病気休暇の際、私が復職のみを目標とした原動力になりました。

以前と変わらぬ平穏無事な時間が、あなたにも、近親の方々にも、再び必ず訪れます。信じてください。そして、ぜひ、近親の方々には、私の家内と同じように、寛大な姿勢（何にも勝る良薬）を維持くださるようお願いいたします。

とにかく、焦らず、遅々と参りましょう。

あなたの代わりは、他の誰にもできません。でも、あなたの職務は、誰かが代わって行えます。長期休暇を取りましょう。

あなたは、あなたのうつとの対話・闘病を通して、新しい価値観・志向・感性を得ます。必ず、自ずと成長を遂げます。楽しみにしていてください。

まずは、あなたのうつと上手につき合う方法を身に付ける前提条件として、最高の勇気を振り絞り長期休暇（望ましくは病気休暇）を取りましょう。

あなたのうつと私のうつでは経緯・質・程度などすべてが異なり、あなたと私では性格・経歴・ライフスタイル・趣味・戻る環境（職場）なども異なります。無責任なことは書けませんが、あなたが長期休暇を取り、この本を読み進めながらうつとだけ相対することで、必ず、うつに侵される以前の自分を取り戻せます。信じてください。

信念・情熱・希望・期待だけで万事は思いどおりに進みませんが、信念・情熱・希望・期待なくしては、何事も思いどおりに進みません。ぜひ、あなたのうつを快方路線に乗せ、以前の自分を取り戻すため、〝この本を信じ〟、〝私からのメッセージを好意的に受け取り〟、順次、〝チャレンジ〟してください。

この本を読み終える頃、あなたは、あなたのうつと上手につき合う方法を身に付け、復職を果たし、家族と一緒に幸福に満つ毎日を過ごし、生き生きと活躍しています。楽しみにしていてください。

良い意味で諦め妥協しよう

あなたは、うつに侵された際、過去を振り返り、あのときに別の選択をしていれば、あのときに誰かと会っていれば（会わなければ）、あのときに誰かを無視していれば、あのときに頑張っていれば、あのときに無理しなければ、あのときに○○を○○していれば（しなければ）など、後悔の気持ちが蔓延したでしょう。過去の小さな歯車が少し違えば、あなたはうつと無縁だったと自身の不運を嘆いたでしょう。今も、あなたは、何かしらを後悔し、嘆いているかもしれませんね。後悔・嘆きが続くのは、あなたが、あなたのうつと上手につき合えるようになるまでは至極当然と思います。現に、私も、うつに侵される以前の多くを後悔し続け、自身の不運を嘆き続け、まるで自分だけが不幸の底に落とされたと誤解し続け、底から這い上がる術も奪われ、この先は没落しかないと思っていました。でも、私は、うつと上手につき合えるようになり、後ろを振り向く後悔・嘆きの時間は短く抑え、前を向くことができるようになりました。

少し視点を変え、あなたがうつに侵されず、長期休暇を取らずに済んだとしましょう。いつもどおりの通勤途中で事故に遭い、瀕死の重傷を負ったかもしれません。無論、うつと無縁な人生が、あなたには最も幸せに思えるでしょう。私も、うつと無縁な人生が最も幸福だと思っていましたし、今も変わりません。ただ、うつに侵された今、上を見れば限りがないように、下を見ても限りがないとして、うつに侵されなければさらに甚大な疾病に苦しむ現在（今よりも不幸な現在）だったかもしれないと思うことができれば、あなたは、目前の敵（うつ）と自身の土俵で闘うことができます。そして、あなたの勝利（あなたのうつの克服・あなたのうつとの上手なつき合い方の獲得）は、すでに、あなたの目の前です。

過去は変えられません。でも、今と未来は変えられます。あなたの過去を〝良い意味で諦め妥協〟し、あなたの今を〝幸〟として、あなたの未来も〝幸〟にしましょう。

〝うつに侵されたから甚大な疾病を防げた〟的な発想は、あなたには、まだ、理解が困難かもしれません。私も、私のうつと上手につき合えるようになるまで、理解できませんでした。逆に、理解できたとき、私は、私のうつと上手につき合えるようになっていました。あなたには、ぜひ、時々で構いませんから、〝良い意味での諦めと妥協〟を思い出してください。『第1章』『第2章』『第3章』と進むにしたがい、あなたは、きっと、〝うつに侵されたから甚大な疾病を防げた〟に似た発想に歩み寄る自分自身を感じるでしょう。それは、つまり、〝あなたの勝利への着実な前進〟を意味します。

あなたも、この本を通して、私と同じように、あなたのうつと上手につき合えるようになります。復職できます。以前の日常をすべて取り戻すことができます。安堵とともに、遅々と焦らず、あなたには、この本に記載した試行を進めてください。

私は、うつに侵され不幸でしたが、その一方で、うつとの上手なつき合い方を体得できたことで、私は、新たな価値観・志向・感性などを得ることができました。あなたも、ぜひ、あなたのうつとの上手なつき合い方を身に付け、新たな価値観・志向・感性などをもって、さらに幸せな未来を過ごしましょう。

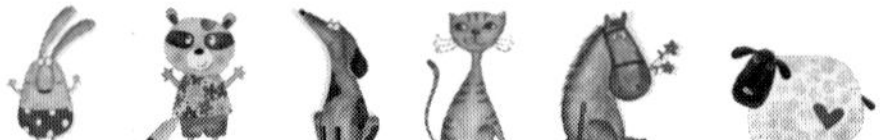

第1章　長期休暇中にうつを悪化させない方法

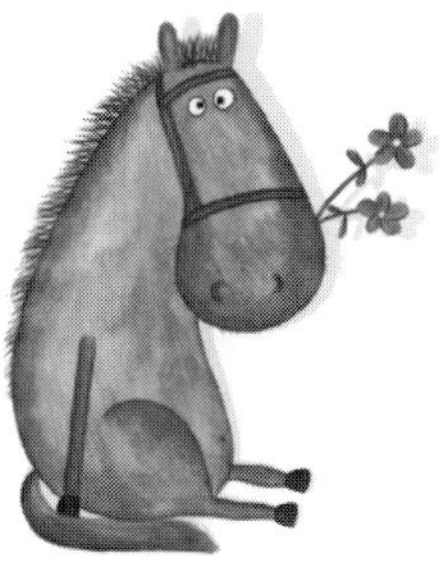

あなたに何が起こったのか、私には知る術はありません。私は、あなたを安堵に導く言葉をかけられません。無力な私ですが、この本を通して、あなたのうつを弱められるよう努めます。また、私は、あなたの未来に、幸多かれと願い続けます。

あなたは、勇猛果敢に長期休暇を取りました。あなたの賢明な決断に、最高の賛辞を私から贈ります。長期休暇を取った最高の勇気は、必ずあなたが抱えている多くの心配事や気がかりを、解決へ向かわせます。あなたにはびこるうつも、必ず快方に向かいます。信じてください。

長期休暇中に最も重要なことは、あなたが静穏な時間を過ごすことです。静穏な時間を過ごせれば、あなたの万事が自ずと良い方向に向かいます。

もし、自宅で静穏な時間を得がたい場合には、軽々に移動でき安価で近所つき合いのないウイークリーマンションやマンスリーマンションなどに、あるいは、親元に居場所を求めることを勧めます。あなたを想う御両親の気持ちは、あなたが何歳になろうと変わらず、愛情に満ち溢れています。

相当に重度のうつ病でしたら、24時間体制で専門医・カウンセラーが常駐し、実社会から良い意味で逃避でき、静穏な環境が保証される入院は好適です。私は、二度目の病気休暇の直前、主治医の山口修明医師から入院を勧められました。極度の貧困妄想から自宅での静養を選びましたが、当初1カ月ほどは孤独な生き地獄の日中が続き、主治医の勧めに従うべきだったと思う始終でした。

本章には、私が二度の病気休暇中に試行錯誤したすべてから、病気休暇の前半において私のうつを快方に向かわせた実績ある試行を記載します。また、私の失敗経験を反面教師に、あなたにぜひとも勧めたい提案試行も併せて記載します。ぜひ、本章を参考に、無理なく、頑張らず、遅々と焦らず、時間をかけ、あなたのうつを快方に向かわせる試行を見付け、続けてください。

本章では、以降、あなたが迷わぬよう、できる限り曖昧・抽象的な表現を用いないように心がけます。例えば、前文節では、『無理なく、頑張らず、遅々と焦らず、時間をかけ、快方に向かわす』ときわめて曖昧・抽象的に記載しました。前文節を一度目の病気休暇中の私が読めば、文意を何となく汲み取るに留まり、具体的に『何を、いつ頃、誰と、どこで、どの程度、いかようにすべきか』がまったくわからず、実効性・有効性・客観性など重要事項が欠落しているとして、この本を即破棄したでしょう。

この本には、私の現職である〝工学〟を尽くした具体的・定量的・断言的な表現で、〝あなたのうつとの上手なつき合い方への最短ルート〟が明示されています。私は、二度もうつに苦しんだ先人として、その実体験・事実に基づき、また、工学者としてわかりやすさ・具体性・定量性に細心の注意を払い、以降、私の心のメッセージを記載します。

さっそく、定量的な表現です。次の文節は、あなたのうつに試行が効果的であるか否かの判断基準です。

あなたのうつに対し試行が効果的であれば、あなたには〝もて余す時間〟が生まれます。あなたのうつが快方路線を順調に進み、心身が癒され、復調するにしたがい、もて余す時間は長期化します。そして、あなたは〝何かできそう〟と感じます。

うつが誰にも気付かれずに侵攻するように、あなたのなかでうつは静粛に弱化します。目に見えて復調の兆しがなくとも、あなたが〝もて余す時間〟を得ることができた試行を続けてください。

本章に記載した試行で、あなたが、もて余す時間を得ることを、私は、心から願います。

そして、あなたが、もて余す時間を十分に得て、何かできそうな気持ちに至れば、第2章に進んでください。

すべて忘れよう

序章で、長期休暇を取る意義と必要性について書きました。あなたがうつとだけ向き合い、あなたが勝利を得るには、まず、あなたのうつの原因も含めすべてを忘れることが必須です。長期休暇は、うつに侵される以前の日常から少し離れ、あなたがすべてを忘れるために不可欠です。もし、まだ、長期休暇を取らず、耐えて仕事を続けているようでしたら、ぜひ、〝この世で最も尊い人〟である〝あなた〟を守るため、長期休暇を取ってください。

人は賢く、覚える以上に忘れることはむずかしいでしょう。特に、忘れたいことは、なかなか記憶から消し去れないのが常です。一度は忘れた忌々しい過去も、何かをきっかけに呼び起こされることは往々にしてあります。

でも、うつとの戦いで、あなたが勝利するには、まず万事を忘れることが肝要です。非常にむずかしいでしょうが、あなたは懸命にすべてを忘れてください。もし、あなたが、〝睡眠〟を取れるならば、それは最も好適な忘れる方法です。

良くも悪くも情報過多の現代社会において、あなたの周りには、すべてを忘れるために多くの邪魔があります。例えば、新聞・テレビ・ネットなどを介し、あなたにとって不要な情報が勝手に流れ込む場合もあるでしょう。不安ならば、近親の方々に情報を選んでもらい、それに従うとよいでしょう。特に、ネットには誤った情報が多く、書き込んだ当人の匿名性から、心をさらに痛める無責任な言葉が散在しています。あなたが、この本の第2章に進むまでは、ぜひ外乱的情報を制限ください。

うつは、無理・我慢・忍耐・頑張り・自責・憎悪・不安・当惑・恐怖・嫌悪・疑心などを好んで蝕し、増強します。あなたが雑念を振り払えるよう、また、当座の敵であるうつとだけ向き合えるよう、そして勝利を得る準備として、ぜひ、すべてを忘れることに注力ください。

私が、病気休暇中に試した〝すべてを忘れるための方法〟を記します。

●メモして封印（電子ファイル・メモ用紙・広告の裏）

うつに至った経緯と闘病記録を忘れるため、私は、パソコンの作文ソフトを使って思い出した過去や日常を書き出し、ファイルをパスワードロックして保存しました。こうしておけば、思い出すつど、自由に書き足すことができますし、記録にとどめることで、安心して忘れることができたのです。

また、うつに関わらない日常の出来事や得た教訓・思い付いたフレーズなども、すぐ思い出せるようメモとして書き残しました。書いた後は、クリアファイルに入れ、普段は目の届かないカーペットの下に差し込み、書き足したいときにだけ取り出しました。いつでも見て思い出せる安心感から、忘れられました。

一度目の復職に向け、私は、魅力ある研究テーマを準備する必要がありました。忘れては困る事項だったため、思い付いたときに書けるよう、裏の白い広告を山積みして枕元に置きました。寝ている間にも閃く瞬間があったため、常時、10枚程度は準備し、就寝しました。書いた後は茶封筒に入れ、目の届かないタンスの上に置きました。復職を果たした後に見て思い出せる安心感から、忘れられました。

●メールして削除（自分のオフィス宛）

心が擾乱《じょうらん》した際、私は、思い付くままに殴り書き、自身のオフィス宛にメール送信し、送信履歴から、即、削除しました。見たくても見られず、誰にも迷惑をかけませんし、復職後に見られる安心感から、忘れられました。

●一服

家族は、私を除き全員が嫌煙家であり、喫煙は必ず窓を締め切ったベランダで独りです。

何かを思い出し心が不安定になったとき、私は、自身のみすぼらしい姿を家族に見せたくなく、即、ベランダに出てタバコを何本も吸いました。家族と一緒に過ごす時間が増す病気休暇中に、自宅で独りになれた喫煙は今でも悪くなかったと思っています。しかし、家族に自分のみすぼらしい姿を見せぬための喫煙は、考え方として間違っていました。なぜならば、私の最愛の家族にとって私は最愛の存在であり、私の不安を悟られても、私のみずぼらしい姿を晒しても、許されたからです。

あなたは、家族から愛されています。ぜひ、辛いときには、辛いとわかりやすく伝えましょう。

この本には、何度もタバコの話が出てきますが、私にとってストレス発散の一つが〝一服〟だからです。1本を吸い終えるのに約5分、頭を冷やすにも、物思いにふけるにも、何かしらの休憩にも、欠かせない最良の友でしたし、今も友のままです。

●パチンコ店巡り（玉・コイン拾い⇒タバコに交換）

私は、二度目の病気休暇中、極度の貧困妄想に取り憑かれました。タバコも購入できなくなり、近所のパチンコ店を巡り、通路に落ちている玉・コインを拾い、毎日、数箱のタバコを手にしました。玉・コイン拾いに専念していたため、私の思考は完全に停止していました。当然、あなたには、勧められない〝忘れる〟方法ですが、お金のかからない〝何か無意味なことに没頭する〟に表現を変えれば、悪くない〝忘れる〟方法です。

前記の〝玉・コイン拾い〟は惨めですが、当時の私には〝意義ある行為〟でした。端的に、考え得る最低な行為に自身を向かわせ、残すは向上のみとして当時の私は安心を得ました。

私は、万事において、〝考え得る最悪の結末を真に覚悟すること〟を盤石なスタンスだと思っています。要は、考え得る最悪の結末を真に覚悟できれば、何が起きても覚悟した結末を下回らず、ゆえに安堵を得られるから盤石です。

現に、私は、私のうつと生涯の悪友として上手につき合うと覚悟した日を境に、加速度を増して心身とも健常な状況に近付く実績を得ました。最悪の結末を真に覚悟できれば最良の結末が誘われ、わずかでも期待すれば最良の結末は遠のくようです。私は、この盤石なスタンスを〝期待せずに期待する〟と表し、私の座右の銘にしました。あなたも、私の盤石なスタンス〝期待せずに期待する〟で、あなたのうつと穏やかに相対してはいかがでしょう。真に期待せねば、あなたには大願成就が訪れます。

私は、この本を執筆するために、忌々しい過去を思い出し、見事に何度も落ち込みました。でも、この本に記載した試行を駆使し、再起を繰り返しました。

あなたには、ぜひ、懸命にすべてを忘れ、そして、賢明に思い出さないでください。忌々しい過去を思い出しても、あなたのうつを再び重くするリスクを負うだけで、何一つ益はありません。

あなたは、すでに、一生分の苦しみを味わいました。

あなたが、忌々しい過去を忘れ、思い出さなければ、あなたに苦しみは訪れません。

ぜひ、苦しみのない未来に向け、すべて忘れ、そして、思い出さないでください。

あなたに苦しみは訪れません。安心してください。

世間体は無視しよう

本節では、病気休暇を取得した方を対象に、私からのメッセージを記載します。

長期の有給休暇を取った方には、本節は斜め読みで十分です。

病気休暇を取る以前、休日を除いて、あなたは、日中、自宅にほとんど居なかったでしょう。これから復職まで、毎日が休日です。あなたは、あなたの心身が癒えるならば、いかように過ごしても許される自由な毎日を病気休暇で獲得しました。ぜひ、世間体や人目など些細なことは無視し、あなたの心が休まる時間を堂々と謳歌ください。

私は、一度目の病気休暇の中旬、世間体や人目を気にし過ぎ、快方路線を進行する私のうつに、何度も自らブレーキを掛ける過ちを犯しました。特に、日中の自由を自ら損なった日は、物音も立てず、居留守を常に装い、悶々と過ごしたため、私のうつを悪化させる大失敗を繰り返しました。本当にもったいない時間を過ごしてしまったと猛省しています。

ぜひ、あなたには、良い意味で、あなたの万事に対し他人はまったく気に留めていないと思ってください。事実、他人は、あなたのことを、良い意味で、まったく気に留めていません。だから、あなたが自ら獲得した自由な毎日を、本当に自由に堂々と過ごしてください。

病気休暇中の私の実体験（私の誤認・誤った判断）と、私案（いかようように考え行動すべきだったか）を三つだけ書きます。

●外出のタイミングを見計らわない

一度目の病気休暇の際、私は、賃貸マンションに住んでいました。雨の日を除く平日の昼間には、必ず、共有玄関付近で専業主婦の井戸端会議が開かれていました。私は、体の自由が利くようになってからも、世間話で明るく盛り上がる近所の女性たちの集会をすり抜けられず、外出を自ら制限する大失敗を犯しました。共有玄関には屋根がなかったので、毎夜、井戸端会議が開催できないほどの雨天・猛暑・暴風・積雪・極寒の明朝を期待しつつ就寝しました。

二度目の病気休暇の際、私は、建売りマンションに住んでいました。一度目に比べ戸数は多く近所つき合いも密でしたが、体の自由が利くようになって即、私は、天候や人目を気にせず好きな時間に外出できました。毎日のように同じ人と私服姿で出会っても、まったく気になりませんでした。一度目の病気休暇の経験から、〝他人は私を良い意味でまったく気に留めぬ〟と知ったことに加え、病気休暇とは、〝私の心が休まれば自由な毎日〟と割り切っていたからです。

病気休暇を取った私が、外出（帰宅）のタイミングを見計らう必要はまったくありませんでした。一度目の病気休暇中、私は、些細な世間体を気にし過ぎ、相当な時間を浪費していたのです。本当に、大失敗でした。

あなたの万事に対し、他人は良い意味でまったく気に留めていません。ぜひ、病気休暇の自由な毎日を、あなたには、堂々と謳歌ください。あなたが病気休暇中に見計らうべきは、あなたのうつ（体調）だけで、他には何一つありません。

●一服で窓がピシャリ

一度目の病気休暇の際、自宅マンション北側のベランダ一角を外から見えぬようヨシズで囲い、当時の私は基地と名付け、喫煙場所にしました。30を過ぎた大人の言動ではなく、当時の私は相当に病んでいました。真夏の昼間、基地での一服中に近所の窓が大音響とともに閉められ、私は、自宅での喫煙の自由を奪われました。その後は、基地でまず風向きを確認し、タバコに火を点け、風向きが変わるや否やタバコを揉み消しました。異常だったと思います。

他人のタバコの煙が心地良く思えないのは当然でしょう。二度目の病気休暇中の私は、最低限のマナー・モラルを守りつつ、我が家のベランダで堂々と一服できました。

病気休暇中は、当たり前ですが自由で安堵の時間を過ごし、あなたの心身を癒すべきです。あなたが、もし愛煙家ならば、私の一度目の病気休暇のように自ら自由を制限せず、自由な空間に出かけるか、自宅ならば最低限のマナー・モラルを守る程度の緩やかなルールで、一服を満喫ください。

●自宅に居ることを悟られぬよう物音を立てず居留守を使う必要はない

私は、一度目の病気休暇中、病気休暇を取る以前の自宅を装うべく、常に居留守を続けました。例えば、近所の方々に在宅を悟られないよう、抜き足・差し足・忍び足で物音一つ立てませんでした。異常だったと思います。

　また、玄関の呼び鈴は私にとって恐怖以外の何物でもなく、何度も執拗に鳴らされた際には電力メーターの回転速度で居留守が戸外に知れていると思いました。扉の覗き穴で戸外を確認して離れれば、外では明るかった覗き穴が暗くなった後に再び明るくなるため居留守が確実に戸外に知れるとして、内側から覗き穴をダンボール紙で塞ぎ、光が差し込まない状況でダンボール紙を上げて戸外を確認し、光が差し込まないように気を付けながら再び塞ぎました。最も安心できるはずの自宅が、一度目の病気休暇中は、些細なことを気にし過ぎて不自由な空間に成り下がりました。本当に、大失敗でした。

　二度目の病気休暇中は、一度目の悪しき経験を活かし、体の自由が利くようになってからは我が家を自由に闊歩できました。


　あなたは、最高の勇気で病気休暇を取得しました。もし、誰かから強制された病気休暇だとしても、あなたの最終決断は賢明であり、あなたのうつを快方路線に乗せる最も好適な状況を自ら整えました。あなたが病気休暇を取得した最高の勇気に対し、最高の賛辞を贈ります。

　あなたの最高の勇気は、復職を果たした後、必ず、他の誰も得られない生きる糧に変わります。楽しみにしてください。

　繰り返しになりますが、あなたの万事に対し、他人は良い意味でまったく気に留めていません。

つまらぬ世間体や人目などはすべて無視ください。そして、病気休暇で獲得した自由を堂々と謳歌し、あなたの心身を完全に癒してください。

合う医者（病院）を選ぼう

うつと闘うためには、メンタルヘルス科医のサポートと服薬が必須です。あなたがメンタルヘルス科の高い敷居をまたいだのであれば、賛辞を贈ります。

もし、あなたが、まだ、メンタルヘルス科を受診していなければ、ぜひ、早々に受診ください。

あなたは、新しい日常の準備（長期休暇・専門医受診・服薬など）をすべて整えました。ぜひ、あなたを褒め、しばし安堵の雰囲気を満喫してください。

うつ病は、他の疾病とまったく異なり、あなたと主治医の信頼関係が治癒の早さ・質に決定的な影響を及ぼします。ぜひ、あなたが信頼でき、あなたに合うメンタルヘルス科医に出会うまで、妥協なく試行錯誤することをお勧めします。

私の主治医である山口修明医師とは、2002年3月下旬、地域の〝総合病院〟での初診で出会えました。以降5年3カ月強、私は、その総合病院に通院しました。山口医師の開業（山口メンタルクリニック・2006年7月）に伴い、私は、山口医師に引き続き診てもらうべく、その〝個人クリニック〟に通院先を変更し、現状にあります。

私の長期に渡る通院経験に基づき、〝総合病院〟と〝個人クリニック〟のメリットを列記します。

●総合病院のメリット

- 原因不明の体調不良として初診に向かえば、多科の専門医から総合的に診断される
- 他の疾病で通院している多くの患者に紛れ、人目や世間体をまったく気にせず病院に向かえる
- 複数のメンタルヘルス科医から、信頼できそうな専門医を選ぶことができる
- うつ病では稀ですが、何らかの合併症を伴う場合には、他科を同日に受診できる
- 他の疾病と同日にメンタルヘルス科を受診できる

●個人病院のメリット

- 待ち時間が比較的短い
- 主治医・医療事務の方々と親密な関係が構築される
- 防音などメンタルヘルス科に好適な設備が整っている（守秘義務の確実な励行）
- 他の疾病の方々と会わずに済む
- 多くは人目につかない場所に開設されている

次いで、あなたに合う主治医選びの参考として、私の経験といくつかの提案を記載します。

私は、非常な幸運に恵まれ、地域の総合病院の初診で、主治医の山口医師と出会えました。私が向かった総合病院の精神科（現メンタルヘルス科）には、三つの診察室がありました。待合室にいると聞き耳を立てるまでもなく、二つの診察室からは、患者と医師のすべてのやり取りが聞こえました。一室では別病院での処方薬を併飲した患者に対する叱責、もう一室では専門用語が続く学術的な患者への論説が続き、心身ともに衰弱しきっていた当時の私は、この二室に恐怖しました。

二室の医師は、患者に適切な言葉で大切なことを伝えていたと、今の私には思えます。なぜならば、複数病院での処方薬の併飲は御法度ですし、患者の成長（うつに対する理解度）に応じて専門用語が飛び交うのは普通だからです。医師は、ときに、患者に対して語気を荒げて悪しきを止めさせるべきですし、患者が納得できるまで丁寧に説諭することも必要でしょう。

ただ、当時の私は、小さな不安にも耐えられないほどに心身ともに病んでおり、二室に恐怖し、残りの一室から声がかかることを祈る以外、何もできませんでした。幸運にも残りの一室から私は呼ばれ、安堵とともに山口医師と初めて出会いました。もし、他の二室の医師が私にあてられたならば、間違いなく医師の変更を願い出ていました。山口医師との運命的な出会いは、うつを通し、恵まれた縁の一つです。

あなたも、絶対に妥協なく、あなたに合う主治医に出会ってください。

メンタルヘルス科の医師は、私の経験から次の3タイプに大別されます。

●聞き上手（患者に主導権があるように装ってもらえる。話し上手、自ら判断したい患者に適す）
●指導的（明確な指示が得られる。話し下手、記憶力や決断力に乏しい患者に適す）
●学術的（論理的な指示が得られる。聞き上手、知的好奇心旺盛な患者に適す）

メンタルヘルス科の医師に限らず、誰もが職場を離れれば単なる一人の人間です。万能なメンタルヘルス科医はいません、でも、あなたに合うメンタルヘルス科医は、必ず、あなたの近くにいます。ホームページや風の噂、人づてなどを頼りに、あなたに合うタイプのメンタルヘルス科医を絞り込むのも一手でしょう。手当たり次第と書けば乱暴ですが、あなたの近隣のメンタルヘルス科医の多くと直に接し、感触から主治医を選べば、最も間違いが少ないでしょう。

繰り返しになりますが、あなたと主治医との信頼関係の深さが、あなたのうつの未来を決定します。ぜひ、あなたが行きやすい病院またはクリニックで、信頼できるメンタルヘルス科医に出会うまで、妥協なく試行錯誤してください。

初診からしばらくは、通院の頻度が高く、薬の種類・量・服薬時間も頻繁に変わります。また、診察の待ち時間・会計の待ち時間・処方せんの待ち時間・処方薬の待ち時間など、非常に長く感じるでしょう。孤独な待ち時間は、あなたにとって良くありません。初体験の諸々で疲弊せぬよう、また、待ち時間を談笑などで過ごせるよう、近親の方々を頼るとよいでしょう。

近親の方々は、ぜひ、一緒に、主治医・病院・調剤薬局・薬・通院方法など、万事を見て、聞いて、話して、経験して、体得ください。そして補完や支援にご尽力ください。

あなたが主治医を信頼できれば、あなたのうつは劇的に快方に向かいます。短ければ、１週間程度で復職可能と勘違いするほど、早急にうつは弱化を装います。

しかし、それは装っているだけです。

あなたのうつが劇的に弱化しても、絶対に自己判断で通院と服薬を止めず、軽々に復職しないでください。あなたのうつは、まだ潜在力を保ったまま、あなたの隙を待ち構えています。主治医を信頼し、主治医の指示に従い、通院・服薬・復職の時期など万事を主治医と相談しつつ決めてください。

あなたが主治医の指示に従順に従えるよう、ぜひ、妥協なく、あなたが真に信頼できるメンタルヘルス科医に出会ってください。

自立支援制度を活用しよう

私は、病気休暇中、賞与と勤勉手当がなくなりました。一度目の病気休暇では軽度の貧困妄想に苦しみ、二度目の病気休暇ではティッシュペーパーも使えない極度の貧困妄想に襲われ、恐怖しました。

私は、主治医の山口修明医師に貧困妄想を打ち明け、相談の末、本節タイトルの「自立支援制度」への申請を決断しました。今も、自立支援制度の下、ほとんど0円で闘病を続けています。

もし、あなたの闘病が長期化するようならば、また、あなたが金銭的な不安を抱えているならば、主治医に自立支援制度をたずねると良いでしょう。

ただ、自立支援制度を利用する患者は少ないようです。理由は、障害者医療費受給者証と自立支援医療受給者証を持参し、要所で提示しなければならず、抵抗感がある（プライドが傷付くため）と主治医から聞きました。一度目の病気休暇直後の私にはプライドの欠片もなく、とにかく金銭的なメリットに惹かれ、申請のための準備を主治医に依頼しました。

実際に両証を手にした私は、主治医から聞いた〝プライドが傷付く〟が少しだけ理解できました。実は、緑色の障害者医療費受給者証には大きく「精」、A4サイズ青色の自立支援医療受給者証には「精神通院」と明記されており、持参・提示に慣れるまで、両証を手にするたびに自分がうつに苦しむ一患者から〝精神障害者に降等と錯覚〞したからです。でも、この錯覚は非常に一時的でした。制度を利用し始めて3カ月ほどが経ち、私にとって、両証は、病院・薬局での〝通行手形〞に変わっていました。

下世話ですが、私のうつには、年間に約15万円（3割負担）の診察料と処方せん料、処方薬料が今でも必要です。二度目の病気休暇の当初は、通院頻度・服薬量は現在の2倍程度で、単純に約30万円を年間に要しました。自立支援制度の適用で、自己負担金額は0円です。ただし、年に一度、役所での申請が必要で、また、2年に一度、主治医の診断書1通を要します。診断書は、病院によって代金が異なりますが、通常、1通2000〜3000円です。

うつの程度により自立支援制度への申請不可の場合もありますが、両証の持参・提示に対し、あなたに抵抗感がなければ、一度、主治医に相談するとよいでしょう。

私は、一度目の病気休暇を取った（ありがたくも取らされた）際、『はじめに』に記載した盟友の（故）Y.H.さんからA社への入社許可を拝受するまで、社会復帰は絶対に不可能と誤解しました。このまま、家族にとって単なる荷物に成り下がるならば、家族と距離を置こうと何度も考えました。私の〝通行手形〞である自立支援制度は、家族に金銭的な負担をかける〝後ろめたさを少なからず埋め合わせする役〞を担い、私は、一度も家族と離れず、闘病を続けています。自立支援制度のおかげで、私は、最愛の家族と一度も離れずに済んだのです。

私は、あなたにも、肩の荷を降ろし、心が休まる時間を謳歌し、あなたの最愛の方々と離れることなく闘病を続けてほしく思います。ぜひ、あなたの金銭的な気がかりは、自立支援制度への申請（通行手形）で一掃してください。

なお、自立支援制度の利用は、他人に知られず、履歴も残らず、不利益は一切ありません。年に一度の役所での申請と、病院・薬局での月に一度の提示に対し、あなたのプライドが許せば、積極的に利用すべき制度です。

合う薬を見付け味方にしよう

うつは百人百様で、あなたのうつに効果的な薬を見付けるまで、非常に長い日数がかかる場合があります。ぜひ、信頼できる主治医に任せ、指示どおりに服薬を続けましょう。

あなたのうつに処方された薬が効果的であれば、服薬を始めて数日で自責・憎悪・不安・当惑・恐怖・嫌悪など、あなたを苦しめていた感情が消え去り、平穏な時間を過ごせます。それでも、次の診察まで、処方された薬の服用を止めず、主治医に経過を伝えてください。あなたが主治医を信頼し、診察の際に正確な症状の変遷を伝えられれば、徐々に服薬の種類・量・頻度が減るでしょう。

仮に、主治医の指示どおりに服薬を続け、あなたを苦しめている感情が消えなくとも、悲観的に思う必要はまったくありません。次の診察の際、主治医に症状を伝えれば、あなたは別の処方せんを得ます。遅々として効果が現れなくとも、医薬の進歩は高度・迅速です。あなたのうつに効果的な薬は、必ず目の前にあります。安心してください。

＊　　＊　　＊

図表1　服薬メモ

日時		6時　　　12時　　　18時　　　24時
○月A日	日	屯服薬×1　　屯服薬×1（子供と公園）帰りたがらずイライラ
○月B日	月	屯服薬×2　屯服薬×2（初対面の人と会う）相互理解が叶わず憤慨　屯服薬×1（寝付けない）
○月C日	火	屯服薬×2　屯服薬×1（他人と会合）言動にイライラ
○月D日	水	屯服薬×2　屯服薬×2（招かれざる当事者らの訪問）長時間の居留守　過去を思い出す
○月E日	木	屯服薬×2　屯服薬×2（郵便ポストに名刺）昨日の招かれざる当事者らの訪問を思い出す
○月F日	金	屯服薬×1
○月G日	土	通院

薬の処方は試行錯誤的な要素があり、また、あなたのうつは時々刻々と変化します。診察の際、正確な症状の変遷を主治医に伝えられるよう、無理のない範囲で、あなたの服薬情報・出来事・感情などをメモするとよいでしょう。

図表1は、私の某週の服薬メモです。無論、定時処方薬は、主治医の指示どおりに服用しました。

○月G日の受診時には、この服薬メモを頼りに、通院の日を除き、毎朝、定時処方薬に加え、屯服薬を何錠か服用した旨を主治医に伝えたところ、主治医は、就寝前の薬として、薬効が超長時間持続する薬1錠を処方せんに加えてくれました。朝の不安を前夜に予防する処方は正論と今は思えますが、当時の私は、実際に効果を得るまで、就寝前の薬1錠で毎朝の屯服薬が減るとは思えませんでした。

ところが、新たに処方された就寝前の薬1錠を服用し始めてしばらくが経ち、私の朝の屯服薬量は徐々に減少し、3週間程度で不要になっていました。第1章の第3節（39頁）に記載したとおり、主治医を信頼し、主治医の指示に従えば、私のうつは間違いなく快方に向かうと確信した瞬間でした。

繰り返しになりますが、あなたも、ぜひ主治医を信頼し、主治医の指示どおりに服薬を続けてください。あなたのうつは、信頼できる主治医のサポートで、必ず快方に向かいます。

服薬メモは、あなたが他の疾病にかかった際にも大活躍します。わかりやすく、あなたが風邪を引いたとしましょう。頭痛・発熱・手足の痺れなどの際、あなたは、風邪薬かうつの屯服薬のいずれを飲むか迷うでしょう。

私が服薬メモを取り始めたきっかけは、一度目の病気休暇中に初めて引いた風邪でした。私は、風邪が完治するまで、頭痛・発熱・手足の痺れなどが現れた際に風邪薬と屯服薬を併飲しました。当時の私のうつの屯服薬には高い依存性があったため、服薬量を減らすために正確なうつの症状変遷の把握が必要だったことから、服薬メモを取ることとし、数週間のメモを頼りに、自身の不調をうつ由来か他の疾病ゆえか、推し量り始めました。

ぜひ、あなたも、直近数週間の服薬メモを手元に残してください。

なお、私が指摘するまでもないでしょうが、飲酒は、他の疾病以上に、うつの状態を把握できなくします。特に屯服薬の適度な服用に支障を来すため、たしなむ程度か、控えましょう。

私がまだうつと無縁だった頃、私の知人の1人がうつに侵され、同時に酒に溺れてアルコール依存症を併発し、社会復帰は叶いませんでした。私は酒に強い方でしたが、『はじめに』に記載した盟友の（故）Y．H．さんから社会復帰の未来を拝受したと同時に、酒を完全に断ちました。私の脳裏には、アルコール依存から社会復帰の道を自ら閉ざした知人が刻まれており、当時の私には、社会復帰の大前提が禁酒と思えたからです。

ただ、酒は百薬の長と言いますし、完全に断つ必要はないでしょう。

でも、あなたのうつと自身の土俵で闘うため、あなたの嗜好の一つが酒であるならば、あなたのうつと上手につき合えるまで適度に控えましょう。

＊　＊　＊

2002年3月下旬の初診から数え、私の処方せんの変更は100回を超えました。うつは、実に変幻自在で、少しでも隙を与えれば悪化し、一転、信頼する主治医に任せた服薬で劇的に弱化します。

私は、まだ闘病中ですが、2009年4月頃、私のうつの処方せん（種類・量・タイミング）は定着しました。つまり、私は、私のうつを完全に理解し、私のうつと上手くつき合う方法を体得し、完全治癒への中継点に到達しました。突発的な事象で、私のうつがわずかに沈み込むことは今後もあるでしょう。でも、以降に記すとおり薬も味方に付けた私には隙がなく、二度目の病気休暇を取る前のように、私のうつが再び破滅的に重くはなり得ません。あなたも、あなたのうつとの上手なつき合い方〝完全治癒への中継点〟に必ず到達します。安心してください。

●薬に対する理解

私は、赤子が数年経てば母国語を話せるがごとく、薬の種類・薬効・副作用などに精通しました。無論、主治医に任せればまったく問題ないですが、私の場合、主治医には常に聞き上手を装ってもらいたく、薬についても、初診から数カ月間と初めての薬・新薬を服用する場合を除き、私から増減を願いました。もちろん、最終判断は主治医に一任です。本当に、私にとって、聞き上手を常に装ってくれる山口修明医師と出会えた運命は、うつで得た〝幸〟以外の何ものでもありません。

●新薬の開発

うつの薬は脳内神経伝達物質（ノルアドレナリン・セロトニン）の分泌を促す薬効に限られていましたが、２００９年頃から、神経伝達物質を受け取る側（レセプター）の強化を薬効とする薬が世に出始めました。実は、私のうつにはレセプター強化が非常に効果的とわかり、就寝前に1日許容摂取量の3錠を服用し始めてから、心身の安定を確実に保てるようになりました。

２００９年4月頃に私の処方せんが定着したのは、この新薬との出会いがゆえでした。新薬処方のため、半年間は2週間に一度の通院に増えましたが、私には欠かせぬ特効薬に出会えた喜びで、高い通院頻度はまったく気になりませんでした。また、下世話ですが、私は、自立支援制度（通行手形）

のおかげで診察料・処方せん料・処方薬料がすべて0円ですから、高価な新薬を服用することができました。

〝新薬〟と〝自立支援制度〟のおかげで、憂うつな朝を迎える日が激減したのです。

2009年4月以降も、主治医から新薬の情報を得ています。もう、私のうつは、再び破滅的に重くはなり得ず、新薬は不要でしょう。でも、万が一、私のうつが急降下すれば、当然、自立支援制度を最大限に活用し、私にとっての新薬をすべて試します。

なお、私は、後発品（ジェネリック）が先発品に劣るとは思いません。同じ主組成で安価なジェネリックは、自立支援制度に抵抗感をもつ方々には好適でしょう。ただ、ジェネリックが無い薬も多く、当然、新薬にはジェネリックはありません。私の場合、高価な新薬に何度も軽々に手を伸ばすことができた自立支援制度は、〝幸〟以外の何ものでもなく、本当にありがたく思っています。

●飲まなくても薬を携行

私は、先述のとおり、2009年4月頃から処方せんが変わっておらず、私のうつに当時の新薬は特効薬と確信できました。当時の新薬に対する絶対的な信頼は、おそらく、今も変わらず薬効をさらに上げているでしょう。

逆に、薬の携行を忘れて外出した際、気付くと同時に必ず心身の不安を来たしました。帰宅まで気付かなければ何事もないことがほとんどなので、〝薬は携行するだけで効果あり〟と何度も思いました。

以上を踏まえ、私は、定時処方薬に余裕があれば、必ず、数日分の薬を携行することにしました。通院間近となり定時処方薬に余裕がないときは、１日で飲み切れない屯服薬を携行することにしました。また、携行忘れの対策として、常に持ち歩く財布・定期入れ・名刺入れ・鞄のすべてに屯服薬を忍ばせました。飲みきれない薬の携行と、携行忘れ対策で得た安心感から、過剰服薬は一度もなく、屯服薬の服用頻度も激減しました。あなたも、常に持ち歩く何かに屯服薬を忍ばせるとよいでしょう。

ただ、驚いたことに、〝子供の目には個包装された錠剤が菓子に映る〟らしく、屯服薬を忍ばせた常時携行品は確実に記憶し、子供の手が届く場所への放置は絶対に避けてください。

うつの薬は、副作用を引き起こす場合があります。うつの症状に似た副作用を示す場合もあり、仮に不快感を覚えた際には、次回の受診予約を待たず、早々に主治医にすべてを伝えましょう。そして、副作用を伴わず、あなたに合う薬と処方せん（種類・量・タイミング）に近付いてください。

あなたのうつを快方路線に乗せ、順調に前進させるには、服薬は不可欠です。ぜひ、主治医を信頼し、あなたに合う薬を味方にしましょう。

努力せず静養しよう

初診・うつ病診断・長期休暇の手続き・日常の変化・主治医（病院）選び・服薬など、あなたにとって初体験の連続でしたね。ぜひ、あなたには、懸命にすべてを忘れ、賢明に思い出さず、すべての努力を止め、最もリラックスできる場所で、最もリラックスできるスタイルで、静養ください。もし、能動的に何もできない睡眠が取れるならば、それが最善の静養方法です。

とはいえ、文字で書くのは簡単ですが、多忙な時間を過ごす以上に本節タイトルの〝努力せず静養〟は、本当にむずかしいと思います。

一度目の病気休暇当初の私は、自身が重度のうつと診断された衝撃の事実・社会からの追放と誤認・職場に行かない平日・大量の薬などで完全に自分を見失い、体の自由は利かず、闘病の気力もまったくありませんでした。

……当時の私は、間違っていました……

『はじめに』に記載したとおり、盟友（故）Y.H.さんから希望の光を受け取り、廃人同然だった私は、体の自由と闘病の気力を取り戻せました。だからこそ、今の私がいます。

図表2　情報を絶つための行動等

事項	行動	理由
うつの関連書籍	破棄	記載内容（うらやましい方々）は私のうつにはまったく効果がなかった
仕事関連の専門書籍	段ボール箱に封印	復職のリハビリ（職場を連想）には必要で軽々に見えなくした
新聞・広告	手に取らない	細かな文字は見るだけでストレスになった 関連ニュース（職場を連想）を見付ければ自分の現状を憂いた
固定電話	常に留守設定	ほとんどがキャッチセールスで無意味だった 人と話すのが苦痛（罪悪感）だった
インターネット	契約を変更（メールのみ）	月に1時間以内の接続に契約を変更した 意に沿わない情報（職場を連想）を見ぬようメール利用のみにした
衣類	スーツは梱包	スーツ（職場を連想）は見えなくした
食事	白米かパンのみ	食欲がなく子供たちの残飯整理で十分だった 食べ残すのは自明だった（罪悪感）
訪問者	居留守（覗き穴の塞栓）	一部を除き他人と会うのが苦痛（罪悪感）だった

今一度、あなたの心に次を刻んでください。

……あなたも、必ず、以前の日常を取り戻せます……

……この本を介してですが、私からあなたに、希望の光を送り続けます……

……この本を通し、あなたのうつと上手につき合うことができ、復職できます……

……盤石なスタンス〝期待せずに期待する〟で、あなたには大願成就が訪れます……

楽しみにしていてください。

ただ、少しばかり時間を要すかもしれません。まずは、本節をとおして、あなたの体を癒し、あなたのうつと闘える大前提を整えましょう。

＊　＊　＊

体の自由と闘病の気力を取り戻せた私は、

うつと闘う英気を養うべく、質の高い静養のため〝努力できない状況〟を創造しました。

具体的には、次の三つが必須と私には思えました。

●職場を連想しない（できない）ようにする
●罪悪感を抱かない（抱けない）ようにする
●羨ましい方々のことを知らない（知り得ない）ようにする

各必須事を個々に達成はむずかしいと思った私は、とにかく、すべての情報を絶つべきと考えました。そして、**図表2**の事項を進めました。

私は、日頃からテレビを観る習慣がなく、情報を絶つには好都合でした。仮に、病気休暇中の私がバラエティ番組を観たとしても、おそらく、笑えぬ自身の心の闇に気づかされ、芸人の方々は労せず大金を得られると誤認するなど、自分をさらに悲観させる時間となったでしょう。

病気休暇当初の私を回想すると、正否を判別できないほど心身ともに朽ち果て、常軌を逸し、常識・道理・道徳・倫理・正義など欠片もなく、大きな過ちを犯す要素を完全には否定できない状態でした。当時の私に、取り方次第で羨ましく・恨めしく・不公平と映るすべての情報は、絶対に不要でした。

あなたには、何が、どのように作用するかわかりません。質の高い静養に向けた〝努力できない状況〟を創造するため、あなたも、できる限り情報を絶ちましょう。

＊　＊　＊

図表３　〝静養だけができる状況〟をつくる行動

事項	行動	理由
耳栓	パチンコ玉の詰め込み	生活音が気に障り、いかなる状況でも静寂を得るため
音楽	大音響で小音を掻き消し	生活音が気に障り、大音響で掻き消し、趣味に興じてリラックスするため
ペット	ハムスター、モモンガ	物言わぬ話し相手に雑念を語り忘れるため
タバコ	ベランダにイス	一服を優雅に過ごすため
ドライブ	加減速の爽快感	車の運転には集中でき、他事を考えずに済んだ
祈り	神様・仏様・御先祖様	神様・仏様・御先祖様に語り救われると信じるため
実家帰省	ドライブ、屋内喫煙、仏壇に香	1時間程度のドライブで帰省すると、実家ではリビングで喫煙でき、仏壇に線香でご先祖様に救われると信じるため
何かを変える	住環境（マンションの購入）タバコの銘柄	悪しき過去を気分的にリセットするため

こうして〝努力できない状況〟を整えた私は、質の高い静養のために〝静養だけができる状況〟をさらに創造すべく、**図表３**の事項を時と場合に応じて、適宜、試しました。ただ、あなたと私では、性格・経歴・ライフスタイル・趣味・環境・うつへの経緯・うつの状況など、異なる面も多いと思われ、参考程度としてください。

病気休暇を思い出しながら**図表３**を書き終え、私にとって、音楽・タバコ・車がストレス発散になると再認識できました。確かに、一度目の病気休暇を取る１カ月ほど前から、タバコは目が向かず、音楽・車にもまったく触れませんでした。私は、ストレス発散の方法のすべてを失った状態を続け、ストレスを溜め込み、心身に悲鳴を上げさせたのです。私は、愚かでした。

音楽は、私の人生の大半と言っても過言ではないほど、非常に大きな存在です。音楽から多くを学び、音楽活動を通して社会のきびしさを体感し、作詞を通して想いを伝えるむずかしさを知り、伝わったときの喜びも体験し、私にとって誰にも迷惑をかけない〝最高の現実逃避〟でしたし、今も変わりありません。

あなたには、しばらく触れていない、何かがありませんか？　あなたが思い当たった何かは、あなたの〝最高の現実逃避〟である可能性が高いです。あなたが、その現実逃避とともに長期休暇を過ごせば、質の高い静養が自ずと実現できます。

車に対する私の一つのこだわりは、カーナビを使わないことです。ナビなく道に迷えば、新たな発見のチャンスと思い、迷走を楽しめるからです。

私は、二度のうつで人生に迷いました。私のうつの〝快路ナビ〟は、関連書籍にありそうでしたが、私には見付けられませんでした。結果論ですが、〝快路ナビ〟なしで長期の迷走中に、新たな価値観・志向・感性などを得ました。非常な幸運が私に味方し、再生にも到着しました。

ただ、うつの〝快路ナビ〟なく迷走した長時間で、私は、得た以上に多くを失いました。もう、〝快路ナビ〟なく迷走を経験する者は私を最後としたく、この本に向かったように思えます。

この本が、あなたにとって細い路地まで描き込まれた〝快路ナビ〟となり、あなたの目に、あなたのうつとの上手なつき合い方への最短ルートが炙り出しのように映り、安堵とともに質の高い静養に近付くことを、私は心から願います。

私は無宗教ですが、折に触れ、神様・仏様・御先祖様に祈ってきました。すがれる何か、信じられる何か、絶対的な存在、実績ある儀式などは、心の安定を得るに即効性があり、今までに何度も救われました。二度目の病気休暇の当初、私は、今までの人生で最強の苦しみに襲われ、自身の弱さ・脆さを痛感し、潰されそうな日々を過ごしました。体の自由も利かず、〝苦しみから逃れさせてください、他には何も望みません〟と神様・仏様・御先祖様に祈るほか、何もできない約1カ月を過ごし、その後、私は、最強の苦しみから徐々に解放されました。

あなたも、ぜひ、支えてくれる・すがれる・信じられる何かを創り、心の安定を得て、質の高い静養の一助としてください。

あなたは、まだ、努力するときではありません。

時が満つまで、努力できない環境に身を置きましょう。

あなたには、今、質の高い静養が必要です。

時が満つまで、静養だけができる環境に身を置きましょう。

あなたへのGOサインは、私が、この本を介して、遠くない未来に出します。安心して、努力せず、静養ください。

感情を開放しよう

あなたは、実社会において、少なからず感情を抑えた過去があるでしょう。

長期休暇を取り、あなたは、実社会から離れました。時・場所・環境（周りの方々など）を見計らうことなく、感情を素直に開放する行為が、あなたの特権として許容されます。また、あなたが感情を開放して言動すれば、あなたのなかのうつは、あなたのなかで確実に居心地を悪くします。ぜひ、あなたのため、近親の方々のため、多くの恩人・同志・盟友・味方・支援の方々のため、あなたの感情を素直に開放ください。

もし、長期休暇中の特権を謳歌せず、我慢・忍耐・自責・当惑・不安・嫌悪などの感情を自身に溜め込めば、あなたの心身は癒えず、うつは増強します。

あなたが戻りたい実社会において、公を優先しつつ公私のバランスを保つ術を身に付けるためにも、長期休暇中は、何も見計らわず、あなたの感情を素直に開放してください。そして、あなたの引き出しを一つ増やし、あなたのうつにとって居心地の悪い環境を自身のなかに創り上げましょう。

ただし、怒りの感情を開放する際には、ぜひ、次を注意してください。

他の感情と同じく、怒りの感情開放でも、うつは居心地を悪くします。あなたは、大いに怒りの感情を開放すべきです。ただ、私の経験上、怒りの感情がうつに及ぼす効果は一過性・強烈で、感情の消失と同時にうつの症状が急降下（一時的に悪化）するため、感情開放で実質的にはわずかながらも居心地を悪くさせたうつを、重度化したと誤認する場合があります。

あなたの怒りの感情が消え去りかけた際、ぜひ、本文節を思い出し、あなたのうつが〝間もなく急降下（悪化）するかもしれない〟程度の予防線を張るとよいでしょう。

＊　＊　＊

あなたと私では、性格・経歴・ライフスタイル・趣味・環境・うつへの経緯・うつの状況などが異なり、湧き上がる感情も、感情の開放方法も異なるかもしれません。しかし、異なる面がある一方で、共通する面もあるはずです。

私に湧き上がった感情と、うつに陥った（正確には陥らせた）経緯を記します。

私のうつには、ハラスメントが過分に関与していました。

病気休暇中に限らず、その前後も、私に沸々と湧き上がる感情は、憎悪・不安・当惑・恐怖・嫌悪・疑心などでした。湧き上がったすべての感情を自身へ溜め込みすぎたことで、私の負の遺産（二度のうつ病・病気休暇・闘病・リハビリ・復職・派生した酷い出来事）が形成されました。

一度目の病気休暇を取る（ありがたくも取らされる）前の私は、自愛に欠け、自信・毅然・信念に乏しく、非常に不器用でした。淀みなく投げ付けられたハラスメントは、自身の咀嚼能力を遥かに超える悪質・量・頻度であったがゆえ、自身の心に自ずと溜まり、当時の私は吐き出す術も知らず、一度目の重度のうつに侵されました。当時の私は、本当に世間知らずで、未熟でした。無知がゆえ、自愛や自信に欠けていたため、ハラスメントを供した当事者らに挑むことができなかったのです。

二度目の病気休暇を取る（ありがたくも取らされる）前の私は、自愛・自信・毅然・信念を少しばかり得ていました。巧みなハラスメントに対抗すべく、それを訴える先として組織に期待しました。でも、当時の私の心身が先に悲鳴を上げ、二度目の破滅的なうつに侵されました。当時の私は、揺らがぬ自信・毅然・信念をもって、自力で勝負すべきでした。中途半端な自信・毅然・信念に加え情報が邪魔し、自滅したとも思えます。

私は、ハラスメントを供した当事者たちを忘れようとしています。仮に、当事者たちが厳罰に処されても、私のうつが快方に向かうはずもなく、私の心は晴れ渡らないからです。〝過去の私が未熟で、吐き出す術も知らぬ大馬鹿者だったら、今後は同じ過ちは起こり得ない〟と私が思えたとしたら、私の大勝利ですよね。

あなたのうつに他人が悪しく関与したか否かはわかりません。仮に他人が悪しく関与したとして、〝あなたの感情が誰にも向かわねば、私には、あなたが素晴らしく素敵に思えます〟。あなたの賢明で寛大な姿勢は、必ず、周りの方々に華々しく波及します。

＊　＊　＊

本節の最後として、あなたにぜひとも勧めたい私の感情の開放方法を記します。

私の就寝前の日課は、ベランダでの一服です。5分程度ですが、周りは静穏、私が必ず独りになれる時間です。タバコとともに今日を振り返り、故人との対話を始めると、自然に目頭が熱くなります。私は、病気休暇の当初、家族に何度も涙を見せました。だから、もう、家族には涙を見せたくなく、毎夜、独りで涙腺を緩める時間を作りました。涙はすべてを洗い流し、毎夜のように、涙はものすごいパワーを秘めると私は痛感しています。

あなたにも何か就寝前の日課があれば、私と同じように今日を振り返り、明日を想像しながら涙腺を緩めましょう。きっと、あなたが涙を流すたびに、うつとは無縁な頃の自身に近付く自分を感じます。

あなたは、いつでも、どこでも、誰の前でも、涙を流してよい時間を自ら得ました。そして、あなたの心のなかを素直に近親の方々に告げ、あなたの重荷を少しずつ背負ってもらいましょう。あなたの重荷を背負うため、あなたの傍には最愛の方々がいます。あなたの最愛の方々にとって、あなたは最愛の存在で、あなたのすべてが許されます。どうか、我慢せず、素直に感情を開放してください。

涙が枯れないのは、苦とともに流れ、楽とともに溢れるからです。あなたと私が流している涙は、未来の溢れる楽（幸福）のためです。あなたの美しく素敵な涙を、ぜひ、私と一緒に流しましょう。

私は、あなたと離れていてもできることとして、心のなかで、あなたを、いつまでもサポートします。

私が、今夜もベランダでタバコとともに流す涙は、あなたのためでもあります。あなたと出会えて、私はとっても幸せです。ありがとう。

笑おう

本節のテーマ〝笑う〟は、うつと上手につき合うために最も重要な行為です。


しかし、私が病気休暇の当初に本節を読み、笑顔を試したとすれば、相当な無理を伴い、私のなかのうつに餌付けし増強させてしまったでしょう。

私は、あなたと同じ病に苦しんだ前人として、今、あなたに、わずかな無理も強いません。

まだ、あなたに〝笑う〟がむずかしいならば、あなたの心に余裕が生まれた段階で、本節タイトルの〝笑おう〟を試してください。


今一度、無理は禁物です。

でも、前節に記載した〝涙〟以上に〝笑う〟のパワーは絶大です。

あなたに無理を強いなければ、ぜひ、本節タイトルの〝笑おう〟を試してみてください。


あなたが、今、笑えれば、あなたのうつは、相当に弱まっています。安心してください。

あなたが、今は笑えなくとも、安心してください。時間が解決します。

簡単な道を選ぼう

あなたは、近い将来、あなたのうつを克服し、万事で勝負できます。
でも、今は、まだ勝負できる状態にありません。
ぜひ、あなたのうつと上手につき合うことだけに注力ください。

あなたのうつと上手につき合うため、今は、あなたに無理は禁物です。

あなたにとって、後回しにしてよいことは、今は、諦めてください。
近い未来の目標として、何かに書き残し、目の届かないところに仕舞ってください。
早々に行うべきことならば、いくつもの道を想像し、最も簡単な道を選んでください。
途中で行き詰ったら、簡単に諦めてください。
そして、後回しでよいことと同じように、何かに書き残し仕舞ってください。
あなたは、あなたの未来のため、少し悲しい現実を受け入れる必要があります。

うつに侵され、まだ、うつと上手につき合えていないから、あなたには諦めねばならない物事があります。

あなたには、今は、できないことが増えても、仕方がありません。

でも、近い将来、必ず、また、できるようになります。安心してください。

あなたの未来のため、今は、ぜひ、前向きに諦めてください。


私は、私のうつと上手につき合えるようになって久しいです。

私は、私のうつとものすごく上手につき合えるようになりました。

さらに、この本の執筆を通し、私のうつと、さらに上手につき合えるようになりました。

ただ、うつに侵される以前にはできたいくつかが、できなくなりました。

今、私は、前向きに諦めています。

でも、近い将来、必ず、また、できるようになります。だから、私は、安心しています。


あなたも、私とまったく同じです。私は、あなたの少し前を歩いています。道しるべを残しつつ、あなたの少し前を歩いています。だからあなたも安心してください。

あなたのうつの状況を、私が知ることはできません。

でも、一つだけ確実に言えることは、あなたは、今、何かを無理してまで行うときではありません。

今、あなたが無理しなければ、近い将来、軽々とできるようになります。
早々に行うべきことならば、最も簡単な道を選んでください。
そして、途中で行き詰ったら、簡単に諦め、引き返してください。
まだ、あなたの人生は長く、急ぐ必要はまったくありません。
私は、遅々と鈍行・各駅停車に乗車し、参ります。
あなたも、ぜひ、私と一緒に、鈍行・各駅停車に乗車しましょう。

最も卑劣な行為は絶対に止めよう

あなたにとって、本節は、永遠に必要ありません。

あなたには無縁な節ですが、この本の役割として不可欠で、敢えて、紙面を使います。


人の命は、儚《はかな》く脆《もろ》いから美しい。

儚く脆いから、授かった命は、天が定めた最期まで、守り守られるべきです。


でも、悲惨・残忍な事件・紛争が後を絶たず、多くの命が天の定めた最期を守れず、無残にも奪われています。

……間違っています……

今も、世界のどこかで、人と人が、相手も知らずに殺し合う間違った行為で賞賛を得ています。

……間違っています……

メディアを介せば悲惨さ・残忍さが正確に伝わらず、年月が過ぎれば単なる過去・統計データーに変わります。〝日時…○年○月○日　○時○分　場所…○○　○○○名死亡　犯行組織…○○○○〟

……間違っています……

テロの意味も知らぬ幼い子供達が、自爆テロの実行員として最期を強制されています。

……絶対に間違っています……

誰も、誰の未来をも閉ざす権限はもち得ません。天の定める最期を守れぬ万事は、理不尽・極悪非道・不条理のきわみです。あなたの命、あなたの最も大切な人の命、見知らぬ誰かの命、寸分も違わず、誰からも尊重されるべきです。

……絶対に間違っていません……

私は、ベランダでタバコとともに故人らと対話する時間が、日を追うごとに増えています。なぜなら、命の理由・生きる意義・無念の最期を想像し、理不尽・極悪非道・不条理を嘆き、見知らぬ故人らとも対話するようになったからです。

この本の随所に、故人らとの対話で得た言葉を、故人らの生きた証として書き記しました。

私は、今までに三度、投身の現場に居合わせました。

一度は、私が、逝って間もない若者を毛布で覆い隠し、野次馬を追い払いました。

若者は、血糊を除けば静かに眠っているようでした。そして、まだ、温かかった。

若者の温かさに触れ、私は、自ら命を絶つことは、絶対に誰も行ってはいけない行為だと再認識しました。

惨劇を目の当たりにして、私は、メディアで知る数字が重くのしかかり、潰されそうでした。

国内だけで年間5万人の尊い命が、天が定めた最期を守らず、消滅しています。

……絶対に間違っています……


〝年間何人、1日に何人、何分に1人〟などメディアは報じますが、人が人を人として扱っていないように思え、私は憤りを感じます。

人の命の重さは、すべて等しく、誰も量ることはできません。

人の命に関わる万事に、人ならば、もっと温かく接すべきでしょう。


あなたには、天が定めた最期を守る義務があります。私も同じです。

いかに今が苦しくとも、あなたには、心の安らぐときが必ず訪れます。

あなたは、選ばれて、この世に生を受けました。無限の可能性を秘め、果たすべき天命があります。


あなたは、一人ではありません。多くの方々から見守られています。

私も、あなたを見守る一人です。

私は、あなたとともに天寿を全うします。

第2章　うつとともに復職する準備

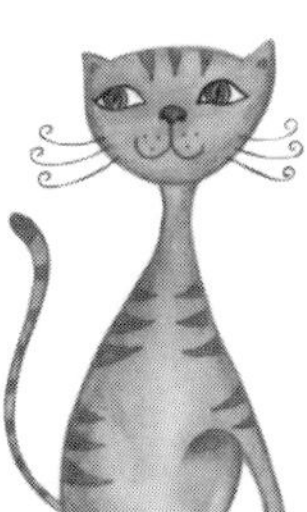

私は、あなた自身のことを何も知りません。

うつは百人百様で、徐々に変貌し、穏やかに弱化し、急激に増強します。

だから、私は、あなたの復職時期を軽々には書けません。

でも、私の二度のうつ病・病気休暇・闘病・リハビリ・復職の実績から、第1章を終えた段階で、すでに、時間的には折り返し点を通過していました。

つまり、第1章は、あなたが本章の試行を進めるため、非常に重要な位置を占めます。

ぜひ、第1章に記載された試行と、あなた独自の試行で、あなたが、十分に〝もて余す時間〟を得たか、〝何かできそう〟と感じたか、自身に問うてください。


もし、あなたが、まだ、もて余す時間を十分に得ておらず、何かできそうと感じなければ、第1章に戻ってください。

そして、焦らず、ゆっくりと、やり残しを進めてください。


本章では、あなたの力を少しずつ引き出せるよう、復職へのステップを節として並べています。

私は、あなたと同じうつに苦しんだ前人として、あなたが準備不足ならば、微塵の努力も強いることはありません。

だから、あなたが、第1章で〝もて余す時間〟を十分に得て、〝何かできそう〟に至れば、以降に進んでください。

今一度繰り返しますが、あなたが、まだ、〝もて余す時間〟を十分に得ていなければ、〝何かできそう〟と感じていなければ、第1章に戻り、やり残しを進めてください。

同じ病で苦しんだ私から、あなたへの親愛なる警鐘です。

＊　＊　＊

ここまで読み進められたあなたは、第1章に記載された試行に加え、あなたが独自に創出した試行を続け、見事に〝もて余す時間〟を十分に得ました。

そして、あなたは、〝何かできそう〟とも感じました。

あなたのうつが弱化する兆しが見えず、焦りの感情を抱いたときもあったでしょう。この本に対し、疑義を感じたときもあったかもしれません。しかし、あなたは、〝自らの力で〟、あなたのうつを快方路線に乗せました。あなたは、人生の最難事を達成したのです。素晴らしき偉業です。

あなたの貴重な功績に対し、私から最高の賛辞を贈らせていただきます。

ぜひ、あなた自身を思いっ切り褒め、しばし安堵の雰囲気に浸ってください。

さて、いよいよ、あなたの復職に向け、カウントダウンの開始です。


本章には、復職までのステップ（目標）が順に書かれています。

必ず、前節で十分な満足感を得て、次節へと順に進んでください。

もし、どこかで行き詰ったら、必ず、前節、前々節に戻り、やり残しを済ませ、再び順に進んでください。

遠回りに見えるかもしれませんが、あなたが本章の最終節を終える頃には、〝あなたのうつとの上手なつき合い方への最短ルート〟だったと気付くでしょう。

＊　＊　＊

日は、また昇ります。

あなたにも、私にも、誰にも平等に、日は、必ず、また昇ります。

あなたは、これまで、少し不幸だったかもしれません。

これから、あなたには、幸せが何度も訪れます。信じてください。私が、生き証人です。

敵を知ろう

敵（あなたのうつ）と味方（あなた自身）を正確に知るため、**図表4**の空欄を埋めることから始めましょう。

図表4のすべてが埋まらぬとも、不安に思わないでください。私も、「うつに侵された原因の排除方針」のカラムは、長期にわたり空欄のままでした。これから本章の試行を進めるなかで、あなたのうつの分析シートの空欄は自ずと埋まりますから、安心してください。

おそらく、あなたが頻繁に加筆・修正するカテゴリーは、うつの状態でしょう。他のカテゴリーは、気付いたとき、大きな変化があったときに加筆・修正・削除すれば十分です。ただ、うつの状態だけは、あなたのうつが何を好んで蝕み増強するのか、いかなる心境・試行を嫌って弱化するのかなど、あなたのうつと上手につき合う方法のヒントを得るため、あなたに大きな負担でなければ、日課としてください。

敢えて**図表4**を上部と下部に分けた理由は、上部（うつの状態）だけを切り取り、単語カードのように束ね、書き始めた頃から現在までの経過を平易に見直すためです。

些細な努力の積み重ねですが、まとまった期間の後、うつの状態の経過を見直せば、うつに侵され

図表4　うつの分析シート

カテゴリー	項目	詳細
うつの状態	日付	年　月　日　曜日
	自己評価	急上昇　快方　現状維持　下降線　急降下
	自己評価の理由 出来事など	

カテゴリー	項目	詳細
うつに侵された経緯	耐えた期間	
	原因（特に他人が関与したか否か）	
うつに侵された原因の排除方針		
性格	長所	
	短所	
理解者		
できること		
うつに侵され できなくなったこと		
再びできるようになりたいこと		
できないこと		
新たにできるようになりたいこと		
新たにできるようになったこと		

た原因の排除方針へのマイルストーンが浮かび上がります。

さらに、復職後には、〝あなたのうつを再び重くしない行動規範〟になります。ぜひ、あなたの未来のために、うつの状態のメモだけは、あなたに大きな負担でなければ、日課として続けてください。

＊　＊　＊

図表4の全体を総観すれば、あなた自身とうつとの因果関係も明らかになるでしょう。

例えば、あなたのうつを再び増強させるリスクが見出せれば、リスク回避の準備も自ずと決まります。リスク回避の準備として、あなたは、あなたの個性・性格に少しだけ柔軟性をもたせるべきと感じるかもしれません。無論、私は、あなたのすべてを知らず、あなたの今の個性・性格を否定しません。ただ、あなたは、長期休暇の好機を得ました。あなたのうつとの闘いだけに留まらず、あなた自身を見つめ直し、さらに人として成長する絶好機でもあるのです。

私は、二度の病気休暇を通して、新たな価値観・志向・感性などを得ました。でも、私は、以前の自分に別れを告げてはいません。私は、自分自身の引き出しを増やし、時・場所・相手・状況などに応じて臨機応変に対応できるようになりました。増えた引き出しの多くは、私のうつとの闘病の副産物ではなく、〝積極的な得る努力〟の成果でした。

実は、二度目の病気休暇中、某産業医から、「同じ環境に戻る（復職）ならば、病気休暇を取る以前より向上せねば再び病気休暇を取ることになる（再びうつが重くなる）」と言われました。

当時、私のなかでは最も凶暴で破滅的なうつが猛威を振るっており、以前より向上することなどとても不可能な状況であったため、非常にきびしく残酷な言葉に聞こえました。ただ、徐々にうつが弱化するにしたがい、某産業医の言葉を〝少しだけ新しい何かとともに同じ環境に戻れば、同じ結果になり得ない〟と私なりに解釈できていました。向上は困難をきわめ、加えて不要と思えたため、〝自分自身の引き出しを増やす努力〟を積み重ねることにしました。

今も、某産業医の言葉をストレートに受け取らなかった自分は、賢明だったと思っています。もし、私が某産業医に従順で、復職の必須条件を〝以前より向上すること〟として病気休暇を過ごせば、おそらく途中で疲弊し、復職は困難をきわめたでしょう。某産業医の言葉を咀嚼し、私なりの解釈で〝引き出し（少しだけ新しい何か）を増やす努力〟を無理なく積み重ねた結果、現在の私がいます。

あなたも、前述した某産業医のような言葉を聞いても、〝うつを机上で知る専門家と呼ばれる一個人の誤った発言〟として自身に都合よくすり替え、復職への敷居を上げないでください。せっかくの長期休暇、うつとの闘いだけでなく、私と同じように、少しだけ新しい何かを増やし、そして、人として成長しましょう。

本章は、うつとともに復職する準備ですが、僭越ながら〝人として成長するヒント〟も併せて記載します。ぜひ、参考にしてください。

私は、もちろん、できないことのほうが多く、いまだ成長の途上です。私には、〝人として成長するヒント〟を記載するほどの知・徳・義はありません。ただ、私には、負の遺産（二度のうつ病・病気休暇・闘病・リハビリ・復職・派生した酷い出来事）から、人のあるべき姿がうっすらと見えてきたように思います。

この本を通して、私も人として成長を遂げたく、あなたとともにステップを踏みしめています。

気楽に行こう　いくつもの未来をもとう

第1章の第1節（29頁）に記載したとおり、私は、完全治癒を先送りして、私のうつと生涯の悪友として上手につき合うと気楽に構えるや否や、急速なうつの弱化を経験しました。

一方、二度目の復職後は、かつて私にハラスメントを供した当事者のハラスメントは巧さを増して続き、ときに私の心はズタズタに切り裂かれ、うつの急降下を何度も経験しました。しかし、私は、うつが急降下するたびに、この本に記載した試行を駆使し、軽々と再起できました。

うつは、快方路線に乗せることも、遅々と快方路線を前進させることも、後退させないことも、すべて多大な努力を要します。

でも、あなたが、もし、何かをきっかけにうつを急降下させても、それまでの多大な努力は水泡に帰したりはしません。安心してください。なぜなら、多大な努力で拓いたうつの快方路線には、明確な足跡が刻まれているからです。つまり、あなたのうつが急降下しても、あなたが刻んだ足跡を道標としてたどれば、うつが急降下する以前の地点までは軽々と到達できます。

今一度、無理は禁物です。うつの急降下は、心身ともに相当なダメージを伴います。あなたのうつが急降下したならば、焦らず気楽に第1章へ戻り、あなたの心身を癒し、再出発してください。あなたに天運が味方すれば、うつの急降下前の地点に至る高速度を維持したまま、快方路線を突き進めます。あなたのうつが急降下した際には、ぜひ落胆せず、前向きに受け取りましょう。

＊　＊　＊

うつの急降下は、きわめてわずかですが、リスクを伴います。不調なときには無理をせず現状維持、好調なときには快方路線を遅々と前進が最良です。

以降、私のうつを急降下させた多くの出来事を基に、私が、完全治癒に向けて独創した盤石なスタンス（心構え）を記載します。私は、万事において同じスタンスで臨み、心身の安定を維持できています。あなたも、以降に記載するスタンスを意識できれば、少なくともうつの急降下は未然に防げるでしょう。

私のうつには、職場でのハラスメントが過分に関与していました。

私は、私にハラスメントを供した当事者たちを見切り、当事者たちに関わる万事を完全に無視すべきでした。でも、当時の私は、本当に不器用で、未熟で、自信・毅然・信念に乏しく、当事者たちを見切れず、すべてを受け止め続け、それを咀嚼し切れるはずもなく心に溜め込み、二度もオーバーヒートさせました。私は愚かでした。

２００９年4月初旬、５年間に渡る職場環境改善の願いが叶い、私は小さなコミュニティ（出口研究室）を任されました。職責は重くなりましたが、当事者と顔を合わす機会が激減した新しい職場は、何を置いても好適な環境であり、私のうつが快方路線を再び前進していくという〝一つの未来〟を期待しました。しかし、当事者からのハラスメントは巧みさを増していきました。私は、任されたコミュニティを守るため、私のうつを再び重くせず、悪くとも現状維持、隙あらば完全治癒に向かわす盤石なスタンスを創造する必要性を感じ、**図表5**のとおり私が優先すべき規範を見出しました。

図表5を一つの単語で表すとすれば、〝自愛〟がふさわしいでしょう。私は、自愛に自愛を重ね、毎日を過ごしています。もし、私がうつに侵されていなければ、間違いなく自分に甘い姿勢として自愛を辞すでしょう。でも、私の最優先はうつの現状維持、隙あらば完全治癒であり、〝最良の自衛である自愛に自愛を重ねる姿勢を崩さない自身を許す努力〟を続けています。

図表5の規範を見出し、自愛に自愛を重ねる姿勢に至るまでの私は、何事にも誰に対しても柔軟性がなく、常に同じ自分のまま向き合い続けてきました。以前の私にとって、〝他人を疑う行為は絶対に許されない不道徳〟でした。ゆえに、ハラスメントを供した当事者たちも信じ、二度も重度のうつに陥りました。本当に、過去の私は、大馬鹿者でした。でも、当時の自分を愛おしく思える今の自分もいます。

現在は、社会的責任を果たすため、主導するコミュニティを守るため、**図表5**の規範に従って少し

図表5　優先すべき規範

	私の規範
行動	私のうつと万事において常に相談する
	私ができることに誠心誠意を尽くす
	自ら道を閉ざさない
	無理・我慢は可能な限りしない
	忌々しい過去を思い出しそうな職務は他の誰かに委ねる
思考	他人の評価は参考程度（自己による客観評価が最も重要）
	できる限り物事をシンプルに捉える
	絶対的な味方を大切にする
番外	価値なき当事者たちの言動に動じない

だけ賢く振舞う努力を続けています。ときに他人を疑う姿勢も、私は身に付けました。悲しい現実ですが、守るべき人たちのため、少しだけ他人を疑う器用さをもつしか他に術はありませんでした。そして、私は、家族とコミュニティの次に、自分を大事に考えるようになりました。私のうつを重くしそうな職務は、他の誰かにリスク回避としてすべて委ねています。他人の言動や評価に左右されず、私の意思を貫けるよう、可能性を自ら閉ざさない〝いくつもの未来〟を志向する言動を心がけています。

また、私に関わる万事に対し、私にとって最悪の結末に至ると心の底から信じる努力も続けています。実は、この〝最悪の結末を常に覚悟する努力〟が、私にとって、心身の安定維持に最も効果的でした。

事前に結果を予想する行為〝いくつもの未来の想像〟は、誰もが普段から意識せずに行っています。私は、できる限り多くの未来を想像し、すべての未来から〝私にとって最悪の結末を常に覚悟〟し、心の準備を整える癖を付けました。そうすることで、必ず、覚悟した結末以上の結果が得られるため、私の心が病むことはありません。

このように〝最悪の結末を真に覚悟〟するようになってから、私は、すべての予想を超える最良のシナリオが発動されることも経験しました。私は、〝考え得る最悪の結末を真に覚悟する〟ことを、〝期待せずに期待する〟と表現しています。あなたが、〝考え得る最悪の結末を覚悟〟できれば、何が起きても覚悟した以上の結果を得られ、気持ちは楽になります。

私は、この〝期待せずに期待する〟を心に刻むまで非常に長期を要し、大失敗を何度も繰り返しました。ぜひ、あなたには、〝期待せずに期待する〟という盤石なスタンスで、私の多くの大失敗を帳消しにするほど大きな成果を得てください。

私は、二度目の破滅的なうつで深い傷を負い、うつと一生涯のつき合いを覚悟しました。でも、完全治癒を諦めていませんし、ゆるりと減薬に挑戦し続けています。一生涯のうつとのつき合いと完全治癒は、同時には起こり得ません。二つのうつの未来の一方を覚悟し、他方を閉ざさない意図は、もう、あなたに説明するまでもないですよね。

〝期待せずに期待する〟です。だから盤石です。

うつを通して、私は、私の規範・思想・人倫・志向・姿勢・思考・感性・価値観などを得ましたが、失ったものはあまりにも多く、大きすぎ、いまだに代償を払い続けています。あなたも、うつとの闘病を通して多くを得るでしょう。私は、あなたの代償が限りなく小さく済むよう願っています。〝塞翁が馬〟の言葉どおり、私が払い続けている代償は、〝あなたの大勝利〟のためであるのだと、〝期待せずに期待〟し続けます。

本節に記載した〝期待せずに期待する〟という盤石なスタンスで、〝いくつもの未来〟をもち、気楽に参りましょう。

明文化してみよう（語ろう）

うつに限らず心の病は、努力の成果（復調の程度）を視覚的に知ることがむずかしく、遅々と快方に向かっていながらも誤解して、闘病の気力を損なうことはめずらしくありません。でも、あなたのうつに猛威を振るわせず、凶暴化させず、占拠の隙を与えないためには、闘病気力の維持が最も重要です。

私は、視覚に訴える闘病中の爽快なイメージを創るため、次のとおり〝明文化〟を進め、成功しました。

まず、思い付くまま、当時の私ができなかったことを書き溜め、1枚のシートに一つずつ中間目標として大きく清書しました。

そして、多くの中間目標シートを束ねる際、上から下に向かうにしたがい徐々にハードルが高まるようにして、新たな中間目標を思い付くたびに1枚のシートに大きく清書し、中間目標シート束の適切な位置に差し込みました。一番下のシートには、当然、私の病気休暇の最終目標だった復職を清書しました。

こうして毎日、真っ先に目に付く一番上のシートに記された中間目標を読み、達成を目指しました。

そして、その中間目標を達成した際には、該当する中間目標シートを可能な限り思いっきり破り捨てました。

中間目標シートの束は、当然、徐々に低くなり、私は、自身の復調を視覚的に感じ取ることができ、シートを破る際の爽快感は、屯服薬と同様の効果を私にもたらしました。

あなたにも、私が感じた復調のイメージと爽快感を味わってもらいたく、中間目標シート束の作成と破り捨てを勧めます。

以降に、中間目標シート束の作成方法を記載します。

表6　うつとの闘病の最終目標

カテゴリー	闘病の最終目標
うつのコントロール	うつの現状維持 うつの苦しみから逃れる
日常生活	笑顔で居られる（心の底から笑える） 友人と電話で会話できる 友人と自宅で会える 家庭で日常生活を送れる 外出できる（人混み・雑音が平気になる） 友人と外出できる 他人と会話できる 外出し他人と会える・会話できる
復職の前段	集中力を持続できる 公共交通機関を利用できる
復職	簡単な仕事ができる 長期休暇前と同程度の仕事ができる
完全治癒	うつ病発症前と変わらぬ生活を送れる うつ病発症前よりも成長を遂げる

まず、あなたの闘病の最終目標を定めましょう。この本では最終目標を復職としましたが、うつとの闘病の最終目標は、**図表6**に例示するとおり千差万別です。

あなたの最終目標を定め終えたら、次いで、あなたが思い付くまま、できるようになりたいこと、できるようになるべきことなど、可能な限り多く書き溜め、1枚のシートに一つずつ大きく清書してください。清書したシートは、そのまま中間目標シートになります。中間目標シートは、多ければ多いほどよいでしょう。私の場合、一度目の病気休暇の際、最終的には50枚を超えました。

私が復職までに定めた中間目標の例を、時系列的に記します。

●自宅でできること

- 家内が用意した朝食を夕食前までに食べ終える
- 朝、子供たちを送り出し、夕方、迎える
- 子供たちを風呂に入れる
- 下の子供に添い寝して寝かし付ける
- 新聞に目を通す
- 新聞を読む

●外出を伴うこと

- 昼間に散歩する
- 車を運転する
- 音楽を聴きながらドライブする

・買い物できる場所に車で行く
・買い物する

●**復職に向けた直接的リハビリ**
・専門書の簡単なところ見る
・研究テーマを見直す
・病気休暇前と同じ時間帯・方法で擬似通勤する
・職場の近くで職場の味方に会う

最後に、前記を参考に、ハードルが緩やかな上り坂になるよう、あなたが清書した中間目標シートを下から上に重ねれば、あなただけの中間目標シート束の完成です。あなたが、新たな中間目標を思い付くたびに、１枚のシートに大きく清書し、あなただけの中間目標シート束の適切な位置に差し込んでください。

もし、あなたにとって思考・清書などが苦痛でしたら、ぜひ、近親の方々のサポートを得て、あなただけの目標シート束を作成しましょう。

＊　＊　＊

うつの渦中にあった私にとって、一般的には普通とされる万事において、懸命な努力が必要でした。例えば、私の最初の中間目標（家内が用意した朝食を夕食前までに食べ終える）を達成するのに、当時の私は、１カ月強を要しました。些細な日常ですが、当時の私にとってすべてが最難関でした。私には、まだ、できなくなったまま、取り返せていないことがたくさんあります。でも、私は、多くのサポート（恩師・同志・盟友・心の親父・家族）を得て、二度も底の底から這い上がり、復職を果たせました。私のような人《ジン》でも、二度も復職を果たせた事実があるのですから、あなたには、勇気と希望をもち続けていただきたいと思います。

……あなたも〝できます〟……

あなたが定めた最終目標は、必ず達成されます。焦らず、時間をかけ、信じれば、あなたの最終目標は、必ず達成されます。私が、生き証人です。

あなたも、うつに侵される以前には簡単だった中間目標を達成するのに、非常に長期を要す場合があるでしょう。でも、絶対に焦らず、無理せず、努力を続けてください。

……あなたも〝できます〟……

そして、中間目標を達成した際のシートの破り捨ては、ぜひ、あなたの渾身の力を振り絞って、あなた自身で、思いきりやってみてください。あなたが得る爽快感で、あなたのうつは、さらに居心地を悪くします。

労せずして得た事物は、記憶に刻まれず、大切に扱われないでしょう。

あなたが、努力を積み重ねて達成した中間目標は、必ず、あなたの生きる糧になります。徐々に低くなる中間目標シートの束を目に、あなたは、最終目標を必ず達成します。

焦らず、無理せず、努力を続けてください。あなたは必ず達成します。楽しみにしていてください。

好きなことに興じよう

ぜひ、忌々しい過去を除き、うつに侵される以前の数カ月を思い起こしてください。何か急に頻度が減った事柄があれば、それらは、あなたの好きなことである可能性が非常に高く、あなたのストレス発散方法にもなり得ます。

一度目の病気休暇中に、第1章第1節（29頁）に記載した〃忘れるためのメモ〃、第1章第5節（47頁）に記載した〃服薬メモ〃、第2章第1節（77頁）に記載した〃闘病記録メモ（うつの分析シート）〃、前節の〃明文化（中間目標シート）〃など、メモ書きが私の習慣になりました。

図表7は当時のメモの一つ（清書版）です。

図表7のメモを片手に、当時の私は、さっそく、ドイツの友人にメールしました。旧友にもメールしました。先輩の病状が心配になり、電話で無事を確認しました。新婚旅行とドイツ滞在時のフォトアルバムを開き、家族愛をさらに堅固に誓い直し、闘病力が湧きました。無知で無鉄砲だった頃を思い出しつつ、愛車を音楽とともに少しだけ乱暴に運転し、タバコを購入して帰宅しました。ベランダで一服しながら、故人らと心のなかで対話しました。

病気休暇中の私には、徐々にですが、音楽・タバコ・車が好きなこととして定着しました。そして、自身の目が外に向く（外出・メール・ドライブなど）ようになり、自宅と病院の行き来だけの悶々と

図表7　私の連想メモ

カテゴリー		連想事
家族	生きる理由	
持ち物	ドルトムントのパーカー	ドイツでの日々
家財	新婚当時から変わらない 家具全般	新婚旅行（ジャマイカ）
宝物	時計（Tag Heuriger）・車	ドイツでの日々・ドライブ
嗜好	タバコ	恩師・先輩 盟友（故）Y.H.さん
卒業アルバム	旧友	無知な頃の無鉄砲さ
学生時代	実験	心の親父（故）T.I.さん

図表8　あなたの連想メモ

カテゴリー		連想事
家族		
持ち物		
家財		
宝物		
嗜好		
卒業アルバム		
学生時代		
幼少の頃の夢		

した生活から、少しずつ行動範囲が広がり、身に染み付いたストレスを発散できるようになりました。

あなたも、ぜひ、**図表8**を埋めてみてください。

学生時代を思い起こし、就職後に十分な時間が取れず、我慢していた趣味などがあれば、今が再開のときです。

幼少の頃の夢は、それを思い描いた当時には年・知・財など諸条件が揃わず、スタートを切れなかったでしょう。あなたのうつを弱化させるのに、特に幼少の頃の夢は純粋がゆえに何にも勝る良薬です。思い立ったら吉日、今がスタートのときです。

本節タイトルの〝好きなことに興じる〟は、私が最も辛かった頃には不可能でした。でも、あなたは、前節までで、すでに十分な成果を挙げ、人生を謳歌できる状況に復調しました。ぜひ、うつに侵される以前にもっと近付くため、好きなことを見付け、興じてください。

簡単な新しいことを始めよう

復職に向け、本格的なリハビリの開始です。

あなたは、無理せず、頑張らず、努力を積み重ね、今の平穏な心を再び取り戻しました。これまでどおり、無理せず、頑張らず、努力を積み重ね、復職へのステップを着実に踏みしめてください。

私の初めてのリハビリは、簿記検定テキストの拾い読みでした。当時の経験を踏まえ、あなたに勧めたいリハビリ選びのキーワードを、意義・意味とともに**図表9**に記載します。

最適なリハビリは百人百様ですが、あなたにとって目新しく、手軽・簡単で楽しく、復職後にはできず、戻りたい環境で活かせないことを選ぶとよいでしょう。具体的には、外出を伴うこと、労なく集中できること、一人でも複数人数でも楽しめるなど、何をリハビリにするか想像する時間も楽しんでください。

図表9のキーワードを加味し、推奨リハビリを、理由などとともに**図表10**に記します。

図表9　リハビリのキーワード

キーワード	意義・意味
目新しい	小さな挑戦を達成し自信を回復できる 新たなストレス発散方法の獲得になる
手軽・簡単・楽しい	長く続けるため
復職後にできない	長期休暇の有効利用になる
戻りたい環境で活かせない	復職後に長時間を過ごす環境は、まだしばらく忘れたままでいるため
外出を伴う	職場への第一歩となる
労なく集中できる	まだしばらく頑張らないため
1人でも複数でもできる	いつでも・どこでも・誰とでもできる

図表10　推奨リハビリ

推奨リハビリ	理由	気を付けてもらいたいこと
ネットのパズルゲーム	無料で多彩・思考を伴う ネットカフェならば 外出も伴う	コミュニケーション機能を付帯するゲームは止めましょう
新聞	安価・入手平易・多彩	少しレベルダウンして購読を勧めます
日記	手軽	できる限り短い文を心がけましょう
散歩	外出・自然に触れられる	体力は相当に落ちています　転ばぬように
鉛筆画	手軽	色彩を意識しつつ描きましょう
映画鑑賞	多くの教訓を得られる	のんびり鑑賞できる映画を選びましょう
音楽鑑賞	歌詞から多くを学べる	ゆったり聴ける曲を選びましょう

リハビリの二次的な目的は、復職後の新たなストレス発散方法の探索です。近親の方々と一緒に楽しめるリハビリは、非常に好適でしょう。

考えて選ぶも良し、とりあえず多くを試して、自分に合うリハビリに行き着くも良し、選び方も楽しみましょう。

＊　＊　＊

本節の最後として、私が、この本の執筆開始と時を同じく始めた簡単で新しいことを紹介させてください。

既成概念では禁制的な〝北枕〟です。

私は、一度目の病気休暇に入って間もなく、盟友（故）Y.H.さんからA社への入社許可を拝受しました。廃人の私に希望をくれた盟友に感謝と哀悼の意を表すため、そして時間を共有するため、北枕を続けています。本当に得がたい救世主は、私の傍にいました。そして、今も傍にいます。

私は、心の親父（故）T.I.さんとも出会いたく、また、見知らぬ故人らとも時間を共有したく、北枕を絶対に止めません。

あなたも、支えてくれる・すがれる・信じられる何か・誰かに向け、簡単な新しいことを始めてみてはいかがでしょうか。

「できなかった」を「できる」にしよう

私は、うつの傷跡とともに職場で無理なく達成感・充実感・満足感などを得る方法を模索し、自身に無理を強いそうな職務は周りの方々に委ねることにしました。周りの方々に多くを委ねることは心苦しい選択でしたが、自身に無理を強いる職務の遂行でうつを再び重くしたならば、家族・コミュニティー・自分自身を守ることができないので、他に選択の余地なしと決しました。最善・細心・最上の自衛策だったと、今でも思っています。無論、委ねる職務は徐々に減少しています。

あなたも、当時の私と同じように、自身の肩の重荷を下ろし、自身に無理を強いそうな職務を周りの方々に委ねる気持ちをもつことができれば、復職への高く分厚い壁の何枚もが自ずと取り除かれるでしょう。

私は、復職後の自身の職責がゆえに周りの方々に委ねられない〝当時の私にはできないこと〟を、病気休暇中に〝できる〟にする必要がありました。私の委ねられない職務は、講義と研究開発であり、以降、講義を例に、本節タイトルの〝できなかった〟を病気休暇中に〝できる〟にした実績を紹介します。

図表 11　私にも“できる”講義

事項	私の考え	具体的な改善点・理由など
主役	聴講学生	私は脇役（無印不良教員）
講義中の問題	聴講学生の睡眠	聴講学生の参加を促す講義内容、アクセントとして学のある雑談、面白い講義を志向
	幅広い学力差への対応	ボトムアップの講義構成、穴あき講義資料の事前配布、テストは手書きで1枚持ち込み可
講義の意義	自学自習の姿勢を付与	90分×15回で講義科目のすべてを教えることは不可能、記憶に残る講義を志向
	人生の先輩として語る	規範的なフレーズを90分に一つだけ伝達
講義前の姿勢	開始30分前には講義室	聴講学生とのフリートークで真のニーズ・最近のトレンドを収集し、講義に反映
講義中の姿勢	聴講学生に対面	90分は私と聴講学生（150名）の真剣勝負 反響を見つつ臨機応変に対応
講義後の姿勢	70点で十分	ベランダでの一服とともに独り反省会 次回冒頭での補足で100点満点

当時の私は、まず、講義できなかった自身に別れを告げるため、講義関連ファイル・ノート・教科書などすべてを捨てることから始めました。

そして、第2章第4節（93頁）に記載したとおり、特に意図したわけでもなく私の習慣となったメモ書きで、当時の私でも〝できる〟講義のありようの想像からスタートしました。

私は、教育者として誰からも認定を受けていない〝無印〟であり、いまだ教育者として経験なき〝不良教員〟と自身を位置付け、講義の主役である聴講学生に教育者へ育成してもらうことにしました。講義の主役を聴講学生としたことで、**図表11**の他の事項のほとんどは自ずと決まりました。

図表11にある〝無印不良教員〟という位置付けに加え、もう一つ、病気休暇中に〝できなかった〟から〝できる〟にした大きなブレイクス

ルーがありました。それは、〝70点で十分〟、〝次回冒頭での補足で100点満点〟で、今も同じスタンスで万事に臨んでいます。

うつに侵される以前の私は、〝200%の知識で100%の講義が可能〟、〝聴講学生の質問にはすべて即答〟、〝常に100点満点〟など、いわゆる、スペシャリスト的な素養のすべてが講義に不可欠として、勝手にハードルを上げ過ぎ、教壇に立つことを恐れました。

〝70点で十分〟というスタンスは、妥協とは異なり、自身をリラックスさせ、〝もっと○○○〟（例えば、的確に・スマートに・効率的に・美しく……）に代表される自身の欲をすべて捨てることができ、無欲がゆえに潜在力をフルに発揮できるようです。現に、学生アンケートで選ばれるベストティーチャー（講義部門）に、〝できなかった〟私が選ばれました。教壇に立つことを恐れ、講義〝できなかった〟私が、〝70点で十分〟にハードルを下げたスタンスと共に講義へ向かい、そして聴講学生が私でも〝できる〟ことを保証してくれたのです。〝70点で十分〟は、客観的に良いと保証されたのです。

あなたも、〝70点で十分〟のように、ハードルを下げ、復職後の高く分厚い壁を取り除きましょう。

自身に無理を強いそうな職務を周りの方々へ委ねることは、決して逃げではなく、最善・細心・最上の自衛策です。あなたが、あなたに無理を強いそうな職務を、周りの方々へ委ねられる気持ちをもつだけで、復職への道は大きく拓きます。ぜひ、努力して胸に刻んでください。

そして、〝できなかった〟を長期休暇中に〝できる〟に変えられれば、あなたの自信回復に直結します。あなたのなかにいるであろう、あなたにきびしい自分自身に〝70点で十分〟を説得・納得させ、復職後の高く分厚い壁を排除し、さらに復職への道を大きく拓いてください。

生活のリズムを見付けよう

長期休暇で、あなたの生活リズムは崩れているでしょう。

復職後を想定し、まず、起床・就寝の時間を長期休暇前に戻し、いわゆる、〝規則正しい生活の大前提〟を整えてください。

うつは、一般に、朝は重く、夜に軽くなると言われています。でも、私の場合、第1章第5節（47頁）に記載した就寝前の定時処方薬（２００９年４月頃に初めて処方された当時の新薬・薬効＝神経伝達物質を受け取るレセプターの強化）に対する絶対的な信頼から、朝は非常に軽く、昼食前に下降線を辿り始め、夕食前後に重くなり、就寝前に再び軽くなる変則的なうつの日変動（浮き沈み）が、私の処方せんが定着した２００９年４月頃から続いています。つまり、私には、私のうつの日変動が事前にわかっており、可能な限り生活のリズムを合わせています。

図表12に、私が、〝公私に関係なく、一日を通して心の擾乱《じょうらん》を完全に抑えることを目標とした某日の〝生活のリズム合わせ〟の検証結果を示します。

その日は、会議の時間における私のうつの日変動〝重〟に加え、私に巧みなハラスメントを供した

図表12　生活のリズム合わせの検証結果

時刻	リズム合わせ前	うつの日変動	心の擾乱（予想）
7時	起床	軽	無
10～12時	講義など	軽	無
12～13時	昼食・委員会	下降線	無
13～17時	講義など	快方	無
17～18時		下降線	有
18～20時	会議	重	有
21時	帰宅・夕食	重	有
22時	入浴	快方	無
24時	就寝	軽	無

時刻	リズム合わせ後	屯服薬の服用	うつの状態	心の擾乱
7時	起床		軽	無
10～12時	講義など		軽	無
12～13時	昼食・委員会	屯服薬1錠	軽	無
13～17時	講義など		軽	無
17～18時	**休憩（夕寝）**	**屯服薬2錠**	軽	無
18～20時	会議		軽	無
21時	帰宅・**入浴**	屯服薬1錠	軽	無
22時	**夕食**		軽	無
24時	就寝		軽	無

当事者が会議に同席することを知ったため、会議中に限らず、その前後も私の心が擾乱することが予想できました。そこで私は、事前措置として、屯服薬2錠を会議開始の1時間前に服用し、17～18時を夕寝で過ごしました。これは私の経験則ですが、〝眠剤なく睡眠を取れればうつの弱化の証〟と考えてよく、私は、眠剤なく夕寝できた事実からうつの弱化を胸に刻めました。こうした事前措置（特に夕寝）が功を奏し、会議中の屯服薬は不要でしたし、心の擾乱もありませんでした。

　また、うつの日変動と会議中の心的ダメージを勘案し、私は、普段はうつの日変動が〝快方〟となるイベント〝入浴〟と〝重〟のイベント〝夕食〟を入れ替え、入浴前の屯服薬1錠でリスク回避しました。

　このように、事前措置とリスク回避により、その日は一日を通して心の擾乱はなく、うつの状態は〝軽〟を維持できました。

　あなたが、もし、心の擾乱やうつの急降下などで苦慮する状況でしたら、前記の検証結果を基に、私が一般化した次の〝生活のリズム合わせ〟を進めてみてください。

　まず、あなたのうつの日変動を把握しましょう。第1章第5節（47頁）の服薬メモで、時間帯ごとの屯服薬の服用頻度を拾えば、あなたのうつの日変動は平易に把握できます。

　次いで、あなたの心が擾乱しそうな〝イベント〟、あなたのうつが急降下した〝イベント〟を洗い出しください。これも、第1章第5節（47頁）の服薬メモ（屯服薬の服用量など）からわかるでしょう。

　また、あなたの裁量で可能ならば、あなたのうつの日変動が〝軽〟の時間帯に、洗い出した〝イベント〟の時間を近付けてください。

　さらに、先述したとおり、〝眠剤なく睡眠を取れればうつの弱化の証〟です。あなたが洗い出した〝イベント〟の前に、時間が許せば、ぜひ、昼寝・夕寝・宵寝を試してみてください。

　補足ですが、洗い出したイベントに対し、あなたは少なからずトラウマをもっているでしょう。私は、私にハラスメントを供した当事者たちとの万事で、必ず、心は擾乱し、うつは急降下までは至らずとも確実に下降線を辿りました。昨今は、物理的に当事者たちと会えない日常ですが、予期せず出会う・夢に出てくる・何かしらで名を見る・類似の案件を知るなどにより、私の心は擾乱し、うつは下降線を辿り、私にとって当事者たちはトラウマのままです。

あなたには、屯服薬の服用を我慢してまで辛い状況（トラウマなど）に耐える必要はありません。ですが、あなたは、すでに多くのステップを踏み、あなたのうつと語り合えているでしょう。例えば、屯服薬を1／4に割って数個を服用するなど、あなたの独自アイデア・ノウハウが蓄積済みとも思えます。

あなたは、すでに、減薬の準備期にあるかもしれませんね。でも、無理なく遅々と進めましょう。

＊　＊　＊

うつは、日変動だけでなく、中長期的な変動もあります。一般論に近いですが、私の経験も踏まえて記載します。

一般的に幸福感に満つ日は、非常に辛い時間を過ごす可能性が高まります。第1章第5節（47頁）にも記載しましたが、普段よりもさらに多くの処方薬を携行し、心が擾乱しそうなイベントは欠席し、イベント日の外出を自粛するなど、あなたが身に付けたノウハウをもって自身を擁護してください。

図表13　私が自粛していること

自粛事	職場	私にハラスメントを供した当事者たちとの万事
	仕事関連	新年会・忘年会・歓送迎会・学会など
	私生活	家族の誕生会・飲み会・同窓会
気を付けている日		年末年始、年度末・明け、クリスマス、ゴールデンウィーク、シルバーウィーク、家族と私の誕生日

図表13には、私が、今も自粛していることを、特に気を付けている日とともに例示します。

私は、私のうつと上手につき合えるようになって久しいですが、**図表13**のとおり多くのことを犠牲にしています。守るべき人たちを守るためには、私のうつを再び重くするリスクはすべて排除せねばならず、多くのことを犠牲にし続けています。私の守るべき人たちはもちろん、家族と学生たちと私自身です。そして僭越ながら、この本を介して〝あなた〟が加わりました。特に、ゴールデンウィークやシルバーウィークでは、服薬のタイミングや旅先でのトラブル対応が気がかりで、年中行事であった家族旅行（海外）に連れて行けない後ろめたさから近隣の方々が出かける様子を見るのも苦痛で、外出を自粛しています。ただ、最愛の家族にとって、私は最愛の存在で、申し訳ないと思わない努力を続けています。

あなたが、もし、周りの方々に後ろめたいことがあっても、ぜひ、無理はせず、あなたのうつの最弱化が今は最優先と心に刻んでください。そして、必ず訪れるうつとの離別ののち、犠牲にしたすべてのことを贅沢・豪華・豪勢の限りを尽くして果たしましょう。

今は、その日のため、無理なく、自愛に自愛を重ねてください。

私も、うつとの離別の後、この上がないすべてを尽くした何かを家族と一緒に果たします。

もう、あなたの復職は目前です。

焦らず、じっくりと時間をかけ、潮流に身を委ねるがごとく、新しい生活のリズムを楽しんでください。

復職前にうつの原因と相対しよう

あなたは、間もなく復職します。長期休暇を取る以前と同じ日常を、あなたは、自らの力で再び取り戻そうとしています。

あなたは、決して諦めず、努力を積み重ね、あなたのエベレストに登頂するための中継点（あなたのうつとの上手なつき合い方）に到達しようとしています。あなたが間もなく得る功績は、これまでの人生のなかで、最も困難だったでしょう。あなたのたゆまぬ努力に、最高の賛辞を贈ります。

……あなたは、本当に、素晴らしい……

＊　＊　＊

以降、復職のステップを、私の経験に基づいて記します。

まず、可能な限り復職後と同じスケジュールで、自宅と職場近辺を往来してください。

もし、途中で忍耐・不安・恐怖などの感情を抱いたならば、迷うことなく帰路についてください。

そして、静穏な時間を過ごした後、あなたが帰路についた原因を排除すべく努力してください。

私の場合、一度目の復職前は、二度目のチャレンジで職場近辺まで辿り着けました。

一度目のチャレンジでは、職場にほど近い地下鉄の乗換駅に近付けば近付くほど人目が気になり、顔を伏せたまま乗換駅を通過し、わざわざ遠回りして帰路につきました。当時の私は、私の職務を代行している方々に対して申し訳なく感じていたため、もし知り合いと目が合えば、取り返しのつかない自責の念に駆られると恐怖しました。

二度目のチャレンジでは、誰とも目を合わせないで済むようサングラスをかけ、第一関門を突破しました。復職を果たして2カ月ほど、サングラスは私の通勤・帰宅時の必須アイテムでした。

病気休暇は、当然の権利です。今の私であれば、9カ月のブランク（病気休暇）を互助補完と考え、誰に対しても謝罪的な感情を抱かず、一度で職場まで行けるでしょう。あなたも、ぜひ、長期休暇を当然の権利と再認識し、堂々と職場に向かってください。

二度目の復職前は、私に巧みなハラスメントを供した当事者が職場に居たため、職場に近付けば近付くほど同じ空気を吸うことも汚らわしく思え、五度目のチャレンジで職場付近まで何とか辿り着くことができました。相当な無理を自らに強い、稚拙で無謀だったと今は思っています。ただ、二度目の破滅的なうつを乗り越えるには、当事者との直接対決が唯一の手段と当時の私には思え、半端に癒えたうつとともに復職の準備を整えるほかありませんでした。

私の二度目の復職時期は、当事者との決着が付くまで遅らせるべきでした。私は無知で愚かでした。

あなたのうつに他人が悪しく関与したとして、私と同じ過ちを犯さぬよう、長期休暇中に復職後の当事者との関係を納得いくまで改善することを勧めます。

あなたと当事者との関係改善の方法は、あなた自身（性格・うつの程度・職種・味方など）、当事者（性格・職階・年齢・性別など）、当事者との関わり（内容・期間など）に加え、組織の状況など諸々の事情が相乗作用するため、非常に多岐に渡ります。私が二度目の復職後に試行した方法も含め、思い付く限り長期休暇中における当事者との関係改善方法を**図表14**に記します。

あなたは、**図表14**の上から順に進めると良いでしょう。ただし、わずかでも自身に無理を感じたら、これまでのたゆまぬ努力を無駄にせぬよう、すぐに止めてください。

まず、あなたの職場に関して、理解を深める必要があります。普段は目にしないであろう倫理規定やコンプライアンス（法令遵守）に対する考え方、労働組合の規約など、あなた自身を守る企業の体制を知り、味方に付けられるよう努力してください。特に、苦情処理の仕組み（プロセス・構成員など）は、あなたの今後を意に沿わすためにも熟知しておく必要があります。

次いで、あなたが信頼できる職場の方々（味方）を、部署ごとに列挙してください。

そして、当事者に最も近い味方に依頼し、当事者の動向など正確な情報収集に努めてください。望ましくは、あなたが長期休暇を取ったことで、あなたと当事者との問題が職場内で公となり、当事者の異動・辞職か、当事者に何らかの懲戒処分（戒告・減給・停職・免職）が下っていれば、あなたが

図表 14　当事者との関係改善法

カテゴリー		具体例	
熟知すべきこと	組織	倫理・コンプライアンス	
		労働組合の規約	
行動	味方	当事者の動向など情報収集	
		人事部への異動願い	
	第三者	苦情処理機関（委員会）への申立	⇒ 審議・協議・仲裁
		弁護士	⇒ 民事調停 ⇒ 法務局などに申立 ⇒ 告訴 ⇒ 裁判

当事者と顔を合わす機会は皆無か非常に限定され、あなたの復職に向けた高く分厚い壁が取り除かれます。

労働組合を介し、あなた自身の異動を人事部に依頼するのも好手です。異動は決して当事者からの逃避ではなく、あなたの弱化したうつに再び猛威を振るわせないための最善策であり、あなたが守るべき家族・あなた自身にとって最良の自衛手段です。

第三者に当事者との関係改善を求めるならば、苦情処理申立書を作成・提出し、審議・協議・仲裁の措置を施してもらいましょう。ただし、申立書の作成や苦情処理機関とのヒアリングの際、あなたは忌々しい過去を思い出さねばならず、ときに、証拠の提出を求められます。あなたの心が安定したときを見計らい、過去の経緯をメモし、証人を願える味方も列記しておくとよいでしょう（メモしたら、すぐに忘れてください）。

苦情処理の仕組みがない、もしくは、苦情処理機関の対応が意に反する場合には、完全な第三者である弁護士との相談を経て、すべてを委ねることを勧めます。弁護士とは、無料で相談する機会（同一事案で3〜5回、30分／回）が得られます。外出も伴いますし、気晴らしも兼ねて、思いの丈を弁護士へぶつけるのも悪くないでしょう。

企業としては、コンプライアンス違反・スキャンダルが公になるのを嫌う方向にあります。あなたの味方が然るべき方々に事実を報告できれば、あなたと当事者との関係は長期休暇中に改善に向かうでしょう。

今一度、復職の最終ステップに話を戻します。

職場近辺で人（あなたの味方）と会い、復職後に戸惑わぬよう、復職後の職場環境について正確な情報を収集してください。ただし、もし途中で耳障りに感じれば、迷わず帰路についてください。そして、静穏な時間ののち、あなたが帰路についた原因（問題）を排除すべく努力してください。

想定される問題としては、あなたの社会人としての時間が長期休暇で止まっているために、実社会との時差が生じており、そこから派生する諸々のことが考えられます。

私は、一度目の復職の際、病気休暇の開始が年度始めからであったことに加え、9カ月ものブランクも手伝って、職務上は完全に孤立しました。でも、良い意味で次年度への準備を職場で整えることができ、私にとって不足ないリスタートへの助走期間となりました。

あなたも、長期休暇を取る以前とはまったく別の職場に思えるかもしれませんが、リスタートに向けた十分な助走期間だとポジティブに捉えることができれば、あなたの大勝利です。

あなたには、すでに、何事をもポジティブに捉える素養が身に付いています。微塵の不安もありません。前進しましょう。そして、楽しみましょう。

復職時期を見定めよう

本節では、病気休暇を取った方を対象に、私からのメッセージを書きます。長期の有給休暇を取った方には、本節は斜め読みで十分です。

あなたが病気休暇から自主的に脱する復職の時期は、復職後から定年退職までの長い時間を占うリスタートの起点であり、慎重に選びましょう。

図表15では、私の経験と想定できる範囲で、復職時期として好適（◎）から不適（✕）まで4段階で評価しました。ただし、あなたと私では、性格・経歴・ライフスタイル・趣味・戻る環境（職場）・うつへの経緯・うつの傷跡の状況などが異なるため、**図表15**は参考程度としてください。

あなたのエベレスト（完全治癒）に登頂するための中継点（あなたのうつとの上手なつき合い方）に到達した今、早々に病気休暇前の日常を取り戻したい気持ちは非常によくわかります。でも、ぜひ、時間をかけ、あなたに最も無理を強いない復職時期を見定めてください。

以降、私が二度の復職の際に感じたことや事実などに加え、**図表15**の4段階評価の根拠（私感）を

図表 15　復職時期の４段階評価

期	第1四半期									第2四半期								
月	4月			5月			6月			7月			8月			9月		
旬	上	中	下	上	中	下	上	中	下	上	中	下	上	中	下	上	中	下
	×	×	×	×	◎	◎	◎	◎	◎	◎	◎	◎	◎	◎	×	×	×	×

期	第3四半期									第4四半期								
月	10月			11月			12月			1月			2月			3月		
旬	上	中	下	上	中	下	上	中	下	上	中	下	上	中	下	上	中	下
	×	△	○	◎	◎	◎	○	△	×	×	△	○	◎	△	×	×	×	×

好適＝◎、適＝○、どちらともいえない＝△、不適＝×

記します。参考程度としてください。

私の場合、二度の復職とも、年明け早々でした。周りの新年を祝う活気ある雰囲気に紛れ、私は、社会人としてのリスタートを静かに切ることができ、職場で次年度の準備を進められたという点では好適でした。ただ、前節に記載したとおり、職場の万事が私を必要とせず進んでいたため、わずかながら孤立感を味わいました。加えて、誰と会っても、まず賀詞交換から始まるため、個としては完全に吉兆とは思えず、周りの雰囲気と私自身の感覚との大きなギャップに苦慮しました。

以上のことから、病気休暇後の復職時期として、1月上旬は勧められません。1月下旬から2月上旬が、正月気分が抜け、次年度に向けて周りの方々も動き始めることから、格好の復職時期でしょう。

また、年度末や年度始めは、第2章第7節（**図表13**）に記したとおり、気を付けるべき時期ですし、人の動きもあわただしく、あなたへの周りの方々の気配りは疎かになります。全容を知らない事業の後処理や新規事業が舞い込んでくる可能性も考えると、2月下旬から5月上旬にかけては、復職は見合わせたほうがよいでしょう。

同じく、中期決算で9月期もあわただしく、前後も含め復職を見合わせるのが賢明と思われます。

私の実体験と、会計年度・中期決算・業務の粗密から復職時期の私感を記載しましたが、あなたの諸事情は違うかもしれませんので、あくまでも参考程度として、あなた自身で最も無理のない復職時期を見定めてください。

＊　＊　＊

さて、いよいよ、あなたの復職の刻です。

序章・第1章・第2章を終えたあなたには、新しいノウハウが備わっています。それは、あなたの周りの方々に侵攻するうつに伴う予兆に気付くノウハウです。

この新たなノウハウは、現代社会においてきわめて重要な役割を担います。あなたには、新たに誰かのうつ病発症を未然に防ぐ役割が増え、あなたが自らの経験によって得たノウハウは、復職後に必ず絶大な力を発揮します。ぜひ、胸を張り、自信に満ち溢れた心情で復職を果たしてください。あなたの受けた心労・苦悩・苦痛は、他の誰かを救うためと思える日が必ず訪れます。

あなたは、少なくとも次の三つの多大なる功績を上げました。

一．長期休暇（病気休暇）を当然の権利として体現し、周りの方々に模範的姿勢を示した。

二．あなたのうつと上手につき合う方法を身に付け、あなたの心身を完全に癒やした。

三．あなたの足跡は道標となり、後に続く方々の快路を刻んだ。

あなたは〝前人未到の中継点（あなたのうつとの上手なつき合い方）〟に到達しました。辛く長い道程だったでしょうが、あなたの輝かしき功績は、同じ病で苦しむ方々や予備軍の方々に限らず、すべての方々へ流麗に波及します。


さあ〝第二の人生のスタート〟です。楽しみましょう。

第3章　復職後にうつを再び悪化させない方法

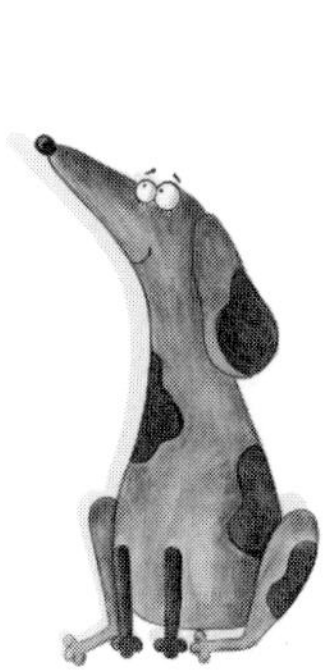

私は、一度目の復職を、完全に癒えた心身とうつの傷跡とともに果たしました。一度目の重度のうつの原因は完全に払拭できていたため、職務を果たすたびにうつの傷跡が徐々に薄らぎました。

一方、私の二度目の復職は、半端に癒された心身とうつとともに果たしました。二度目の破滅的なうつの原因（私に巧みなハラスメントを供した当事者）は職場に居たため、三度目のうつ（病気休暇）に向かわされていると感じる毎日でした。でも、非常な幸運が味方し、私は三度目の病気休暇を取らずに済みました。


ここで、今一度、あなたが、私の二度目の復職と同じような過ちを犯さぬよう、あなたには、次のことを自身に問うてください。


……あなたの心身は、完全に癒えましたか？

……あなたのうつの原因は、完全に排除できましたか？

……あなたのうつに他人が悪しく関与したならば、あなたは当事者との今後に納得しましたか？


もし、あなたがわずかでも不安を抱いたならば、必ず、第2章に戻り、あなたの復職準備を盤石にしてください。

これは、二度目の復職で大失敗した私から、あなたへの親愛なる警鐘です。

あなたは、第1章と第2章を通し、すでに、あなたのうつと上手につき合う方法を身に付けました。ぜひ、安心して、あなたが再び得た長期休暇前の日常を満喫しつつ、焦らず、無理なく、ゆるりと、万事を長期休暇前と変わらぬ状況に近付けてください。

あなたが第1章と第2章で身に付けたノウハウは、あなたの非常に小さなうつの傷跡を疼かせない備えとして十分です。安心して前進ください。

ただ、復職後には、思わぬ外乱に出会う場合がありますので、本章では、私の苦い経験を基に、復職してしばらくの間、あなたの心に留め置くとよいことを記載します。

あなたには、ぜひ、第1章と第2章の実地補遺として、本章を一読してください。そして、あなたの心が不安定になった際、該当の節を精読ください。きっと、あなたの心は安らぎ、多くを大きく変えずとも新たな道が拓けるでしょう。

ここで、三つ、あなたが念頭に置くとよいであろうスタンスを改めて表記します（図表16）。

あなたの今後は、幸に溢れています。

欲を捨て、潮流に身を委ね、仲間を頼り、時に自我を意識し、努力で真に伸び、過度に期待しなければ、あなたには、多くの幸が自然に舞い降ります。

図表16　うつと上手につき合うための三つのスタンス

私が勧めるスタンス	理由・行動など
良い意味で諦め 妥協する	しばらく無理は禁物です 適度・適当・いい加減でまいりましょう
期待せずに 期待する	想定の範囲を広げましょう
申し訳ないと 思わない	長期休暇は当然の権利です 長期休暇中の万事に無知であることは当然です 再び得た以前の日常に慣れ親しむことが最優先 無理難題は可能な限り他人に委ねましょう

仮に、長期休暇中に何かしら遅れがあったとしても、早々に取り戻そうと頑張らないでください。頑張りは、いましばらくは御法度です。

でも、第2章に記したように、無理せず、努力を積み重ねてください。あなたの努力は、必ず、報われます。私が生き証人です。

ただ、あなたが、あなたのうつを克服した過程と同じように、あなたの努力が速やかに目に見える成果として表れるのは稀でしょう。ぜひ、焦らず、見返りを求めず、努力を続けてください。あなたの努力を惜しまぬ姿勢は、間違いなく、あなたの周りの方々へ優美は波及します。

ぜひ、本章とともに、確実に日進月歩の時を刻んでください。

できない自分を許そう

私は、私のうつと上手につき合えるようになって久しいですが、残念ながら、うつに侵される以前にできていた多くのことが、できなくなりました。

……まだ、うつの傷跡が残っているから、できないことが増えても仕方がない……

他人には軽々に言えるフレーズですが、諦め切れないうつに侵される以前の自分が私のなかに居り、うつの傷跡が疼き続けました。以前の自分と同じようにできないのは仕方がないと言い聞かせ、納得させるまでに、非常に長い年月を要しました。今は、できない自分を愛おしく思えるよう、できることを磨き、私が真に社会貢献可能な場所を模索中です。

私は、一度目のうつで刻まれた傷跡に対し、最高の配慮をすべきでした。非常に不運な諸事情が重なり、傷跡をえぐられ、破滅的な二度目のうつに侵されました。でも、今もなお全貌を知らない方々から〝私に非あり〟〝昔のことですよね〟と無情な言葉が投げ付けられ、心を痛めることも多々あります。私は、もう、私の味方を除く他の誰にも、うつに侵された経緯の理解は不能だと結論づけました。

あなたにも、うつの傷跡が残っているはずです。傷跡を自ら開くことのないよう、あなたは、自愛に自愛を重ねてください。

自愛に自愛を重ねる姿勢として、私の経験から、あなたには次のことを遵守ください。

●無理せず、努力は怠らない
●70点を持続する
●申し訳ないと思わない
●他人に委ね迷惑をかける
●できない自分を愛おしみ許す

私が愚かにも犯した大失敗（二度目のうつ）は、あなたには是が非でも回避してもらいたいので、あなたはあなたのうつの傷跡を、誰にも触れさせてはいけません。

あなたのうつの傷跡に誰も触れさせぬよう、私の経験から、あなたには次のことを念頭に置くようお勧めします。

●残念な言動は右から左にスルーする
●信念を曲げず他人に合わせようとしない

●時に他人を疑う
●拒絶反応を示すイベントには他用ありとして不参加とする
●できない自分を当然として許す

あなたは、〝第二の人生のスタート〟を切ったばかりです。〝できない自分〟がいても、〝許す努力〟を絶対に惜しまないでください。

あなたは、あなたのうつの傷跡に付け入る隙を与えず、再び手に入れた以前と変わらぬ日常を謳歌すべきです。妥協できない以前の自身との狭間で葛藤を覚えるときもあるでしょうが、ぜひ、〝できない自分〟がいても、〝自身を許す努力〟を続けてください。


うつに侵されたから、あなたも私も、できないことが増えても今は仕方がない。

うつに侵されたから、あなたも私も、得られない事物があっても今は仕方がない。

良い意味で、できない自分を今は許し、得られない事物を今は諦めましょう。〝今だけ〟です。

できない自分を許すとき、得られない事物を諦めるとき、あなたは、うつに侵された不幸を憂い、悲哀に似た感情を抱くかもしれません。ぜひ、一瞬の悲哀はすぐに忘れ、これからに〝期待せず期待〟しましょう。

あなたも私も、必ず、〝できる〟〝得る〟が増えていきます。

できる・大丈夫・問題ないと言ってみよう

本節タイトルの「できる」「大丈夫」「問題ない」の3語は、第1章第10節（69頁）に記載した故人らとの心の中での対話において、頭の中に飛び込んできました。

この3語を、私は、職場で心が攪乱するたびに自身の心に言い聞かせました。

そして、徐々にですが、薬に頼らず、私にハラスメントを供した当事者たちの前でも心の安定を迅速に回復・維持できるようになり、私は「できる」「大丈夫」「問題ない」の3語だけで職務を進めるうえでの苦慮を排除できました。私生活においても、心が攪乱した際には「できる」「大丈夫」「問題ない」の3語を心のなかで連呼し、同じ効果を確認しています。

本節タイトルの「できる」「大丈夫」「問題ない」の3語に、私は何度も救われましたし、今も救われています。

神様・仏様・御先祖様・故人らが私に語りかけたのか、私の心の奥底に潜んでいた心温かき恩師・同志・盟友・心の親父からの言葉が思い出されたのか、それとも私自身が創出したのか、源を明らかにする術はありませんし、明らかにする必要もないでしょう。ただ、故人らとの対話中に「できる」「大丈夫」「問題ない」の3語が頭の中に飛び込んだことは紛れもない事実です。

二度目の復職を果たして間もない頃の私はうつの渦中にあり、支えてくれる・すがれる・信じられる何かが必要でした。神様・仏様・御先祖様への祈りで苦しみから逃れられた事実〔第1章第6節（54頁）参照〕、故人らとの対話で得た言葉〔第1章第10節（69頁）参照〕も併せ、正否は不問として、神様・仏様・御先祖様・故人らが私に救いの手を差し伸べ、私を支え、私に信じてすがるよう、わかりやすく「できる」「大丈夫」「問題ない」の3語を届けてくれたと心に刻みました。

あなたが最も辛かった頃、察するに、藁にもすがりたい心境だったでしょう。私の場合、すがる藁として、心温かき恩師・同志・盟友・心の親父に加え、神様・仏様・御先祖様、さらに故人らへ、何かが私を辿り着かせました。

私は、長年にわたり真理探究の工学に身を置いており、学業・職業柄、公の場で超常的な現象（故人らの存在）を肯定する立場にはありません。しかし、うつに侵され苦しんだ個として、検証できない故人らの存在を信じ、すがり、支えられていると心に刻んだだけで、私は、減薬しつつ心身の安定を維持できるようになりました。私は、今後も故人らの存在を信じ続けます。

第1章第6節（54頁）の繰り返しになりますが、あなたにも、支えてくれる・すがれる・信じられる何かがあれば、復職後の新たな擾乱に対し、独りではなく多くから力を借りつつ相対せます。支えてくれる・すがれる・信じられる何かに、辿り着いてください。

あなたの心が不安定になりそうなとき、ぜひ、自己暗示として、うつに侵される以前、できていた自分をイメージしつつ、心のなかで「できる」「大丈夫」「問題ない」と自身に語りかけてください。

もちろん、他の単語・語句でも構いませんし、無理に服薬量を減らす必要もありません。

なお、自己暗示には、紙面に何度も書く、声に出して何度も言う、心のなかで連呼する――の3手法があり、私の場合、周りの環境が許せば、声に出しながら紙面に何度も「できる」「大丈夫」「問題ない」を書いています。私にハラスメントを供した当事者とは会議の席で出会うことが多かったため、3語を声に出せる状況になく、心のなかで連呼しつつ紙面に書いて心の安定を維持しました。無論、会議には当事者よりも少し遅く行き、紙面が当事者から見えない席に着いたことは記述するまでもないでしょう。

そして、当然ですが、私の服薬量は少しずつ減少しました。

あなたが、あなたの心身を安定に保つ単語・語句を早々に見付けられることを、心から願っています。

何かを愛そう

うつを弱化させる術として、第1章第7節（60頁）に〝涙〟、第8節（65頁）に〝笑う〟を記載しました。両者とも、うつを弱化させるものすごいパワーを秘めています。でも、本節タイトルの〝愛〟のパワーは突出しています。

私は、偶然、〝無償の愛を注ぐ行為が何にも勝るうつの良薬〟と知りましたが、敢えて前節までは触れませんでした。うつの渦中にあった自身を回想するに、本当に辛い時期には愛を注ぐ行為は不可能で、あなたに無理を強いたくなかったからです。

あなたは、すでに、あなたのうつと上手につき合う方法を身に付け、復職を果たしました。あなたには、相当な余裕が生まれているでしょう。あなたのうつの傷跡をさらに薄らげる〝愛のありよう〟を、私の経験を基に記したいと思います。

私は、第1章第6節（54頁）に記載したとおり、二度目の病気休暇の当初、1カ月ほど、苦しみから逃れられるよう神様・仏様・御先祖様に祈り続ける以外、何もできませんでした。このとき、〝もし苦しみから逃れることを叶えてもらえたならば、他がために生きる〟と、私は決意していました。

そして、非常な幸運に恵まれ、2009年4月以降の私には、〝他がために生きる〟を履行する余裕が生まれました。

職場において、私は、〝親が我が子を愛すがごとく〟学生たちを愛することにしました。数カ月が経つ頃には、私は、新たな家族を得たように感じ、職場が、徐々に和やかで温かい雰囲気に包まれれました。無論、私の服薬量は減少しました。

私生活では、私よりも不自由そうな方々を補助していくことを胸に刻み直し、実行しました。もちろん、私の服薬量は穏やかに減少しました。他にも様々な〝他がために生きる〟を履行しています。

〝他がために生きる〟として始めた〝博愛的な思想〟〝無償の愛を注ぐ行為〟でしたが、薬では代えられない、心の奥底から湧き出る、言葉では表現できない〝何か〟が私に返ってきました。

〝無償の愛を注ぐ行為〟で返ってくる〝何か〟をわかりやすく表現すれば〝うつの特効薬〟です。

〝うつの特効薬〟という見返りを求めたことは一度もありません。が、〝無償の愛を注ぐ行為〟で返ってくる〝何か〟に、私は救われ続けています。

ぜひ、あなたも〝博愛的な思想〟〝無償の愛を注ぐ行為〟を自身で試し、返ってくる〝何か〟を体験してみてください。

あなたが、あなたのエベレストに登頂するためには、本節タイトルの〝愛〟〝博愛的な思想〟〝無償の愛を注ぐ行為〟は不可欠です。

成功者としてのプライドをもとう

あなたは、この本を手に取り、これまでに非常に多くを達成しました。あなたの主な達成事を、**図表17**に記します。

あなたは、まず、長期休暇（病気休暇）を当然の権利として体現し、復職を果たし、あなたの周りの方々がうつ病で伏した際の模範的姿勢を明確に示しました。あなたの足跡は、誰しもうつに侵される可能性の高い現代社会において、後に続く方々の道標です。あなたの素晴らしい功績は、必ず周りの同じ病で苦しむ方々や予備軍の方々はもちろん、すべての方々へ流麗に波及します。

あなたは、メンタルヘルス科の高い敷居をまたぎました。非常に勇気ある能動的行動を果たし、あなたのうつを快方路線に乗せる大前提を整えました。そして、

図表 17　あなたがこれまでに達成したこと

章	主な達成事
序章	長期休暇（病気休暇）を当然の権利として体現
第１章39頁	メンタルヘルス科の敷居をまたぐ
第１章47頁	主治医を信頼し指示どおりに服薬
第２章87頁	多くの中間目標
第２章96頁	リハビリ
第１・２章	あなたのうつと上手につき合う
第２章	侵攻するうつの「予兆」に気付くノウハウの体得 当人に専門医の受診を強制できる実績
第２章	復職

主治医を信頼し、服薬を続け、あなたは以前の日常を自らの力で勝ち取りました。この偉業は、あなたの今後の人生において、かけがえのない糧となるでしょう。

あなたは、以前の日常を勝ち取るために多くの中間目標を掲げ、焦らず、無理なく、十分な時間をかけてほとんどを達成しました。ぜひ、最初に掲げた中間目標だけ思い出してください。私の最初の中間目標は、1カ月強をかけて達した〝家内が用意した朝食を夕食前までに食べ終える〟でした。あなたが掲げた最初の中間目標は、おそらく、今、非常に軽々とできるでしょう。それがあなたの成長の証です。あなたのたゆまぬ努力の積み重ねで、あなたは、見事に成長を遂げました。うつに侵されたことは、いかように考えても不幸だったとしか受け取れないでしょう。私は、二度も重度のうつに苦しみ、非常に不幸でした。ただ、私は、うつを通して非常に多くのことを得ました。あなたは、いかがでしょうか?

あなたは、あなたのうつと上手につき合う方法を身に付け、復職を果たし、あなた自身も含め近親の方々を安堵に導きました。そして、あなたには、新たな役割（うつに伴う予兆から当人に専門医の受診を強制すること）ができました。誰しもうつに侵される可能性の高い現代社会で、あなたの新たな役割は、きわめて重要です。ただ、絶対に無理はしないでください。

あなたは、あなたのうつと上手につき合う方法を身に付けた成功者です。

あなたは、あなたのうつを克服した勝利者です。
あなたは、後に続く方々の道標を明確に残した先駆者です。
あなたの成功・勝利・先駆など多大なる功績は、高く評価されるべきです。
ぜひ、あなたには、あなたの成功・勝利・先駆をもってプライドを高く掲げましょう。

（負）＋（負）＝（負）同様な境遇の方々とは良い意味で距離を保とう

私には、負の遺産（二度のうつ病・病気休暇・闘病・リハビリ・復職の経験・派生した多くの酷い出来事など）を通し、一目で、他人の心の不安定に気付く素養が自ずと備わりました。これまでに、20名強の方々の心の不安定に気付き、専門医の受診を半強制的に勧めました。そして、全員から専門医のカウンセリングと静養だけで心の安定を取り戻したと聞き、私の負の遺産にわずかながら正の価値を付与でき、喜びの瞬間を共有しました。今後も、同じような時間共有は、密度を高めるでしょう。

あなたのうつと上手につき合うまでに〝あなたが刻んだ足跡〟は、後に続く方々の道標です。でも、あなたは、他の誰にも、あなたの道標を頼らぬよう願っているでしょう。

私も同じ思いで、私は他人の心の不安定に気付くや否や専門医の受診を半強制し、うつ病発症を未然に防いできました。これからも私は、誰かのうつ病発症を防ぎ続けます。

あなたにも、第2章第9節（115頁）と前節に記載したとおり、私と同じく、新たな役割（うつに伴う予兆に気づき当人に専門医の受診を強制すること）ができました。ぜひ、無理なく、あなたの力で、うつの予備軍の方々のうつ病発症を未然に防いでください。

本節タイトルで、うつの傷跡をもつ方々、うつの予備軍の方々、うつの渦中の方々を（負）と比喩的に総称しました。

本論から外れますが、少しだけ記載させてください。（負）は、一般的に悪い印象を与える単語の一つですが、私は、例えば「負」「失敗」「陰」「暗」「不足」という単語に対し、まったく正反対のイメージで接し続けています。ただ、私の単語に対する固有のイメージは、この本の本筋から外れるため、本書では一般的な単語の印象を優先させて（負）という単語を用い、うつの傷跡をもつ方々、うつの予備軍の方々、うつの渦中の方々を比喩的に総称しています。また、私の二度のうつ病などについても、一般的な印象を優先して〝負の遺産〟と略記しています。

しかし、私は、正直、完治する病であるうつを、（負）が与える一般的なイメージどおりに捉えては、間違っているようにも感じています。

話題を本論に戻します。

（負）と（負）は引き合い、両者ともにうつの深部へ誘われる場合があります。

あなたの新たな役割は、ぜひ、うつの予備軍の方々への専門医受診の強制（うつ病発症を未然に防ぐ）に留め、すでにうつの渦中の方々とは賢明に十分な距離を保ってください。

あなたが最優先すべきは、あなたの小さなうつの傷跡を疼かせず、私が犯したような大失敗（うつに餌付けし二度目の破滅的なうつ・病気休暇を招く）に至らないことです。

察するに、あなたがうつの渦中の方々から相談を受ければ、これまでに培ったノウハウを提供し、当人を楽にしたい、救いたい、肩の荷を下ろしたいなどの情愛に似た感情が溢れるでしょう。

しかし、ぜひ、あなたには、最高の勇気を振り絞り、うつの渦中の方々とは常に十分な距離を保つ努力を尽くしてください。

私は、以前、自身の立場を逸脱し、うつの渦中の方々からの相談を無碍に断れず、手厚い話し合いを何度ももちました。私は、相談相手に引っ張られ、自身のうつを何度も急降下させましたが、何とか、この本にある試行を駆使して復調を繰り返しました。当時の自分を回想するに、うつに対する知識不足がゆえ、身分不相応な対応を取ってしまったのでしょう。

私は、今、私のうつとものすごく上手につき合えており、うつの渦中の方々からの相談依頼を断ってはいません。しかし、自身のため、うつの渦中にある当人との手厚く濃密な話し合いは辞すようにしています。実情を無感情で聞き、当人が所属する組織上の上層部に速やかに事実を報告し、当人には内密に危惧事を排除するよう要望しています。そして、当人には、専門医の受診を半強制し、私の役割を終えています。

あなたには、ぜひ、自衛として、うつの渦中の方々との濃密な相談などは賢明に辞し、適任の方々(保険管理課・苦情処理機関・当人の組織上の上層部など)に引継・委譲していただきたいと思います。

あなたは、あなたのうつと上手につき合えていますが、うつの渦中の方々との万事で建設的な事柄が得られるはずはなく、わずかな気の緩みで共倒れも否定できぬ強烈なリスクを負います。あなたが、今後、あなたの周りの方々とともに〝うつと無縁な人生〟を歩めるよう、うつの渦中の方々とは常に十分な距離を必ず保ってください。

＊　＊　＊

（負）と（負）が引き合う私の経験を記します。

私は、2010年頃から、うつの渦中にある見知らぬ誰かの相談が舞い込む機会が増えました。どうやら、一度目の病気休暇が9カ月と長期だったこと、私にハラスメントを供した当事者との対決のため第三者に申立書を提出したこと、当事者との離別を求める働きかけを続けたこと、本節冒頭に記載した20人以上の方々のうつ病発症を未然に防いだ実績の口コミなどで、職場において〝私＝うつのスペシャリスト〟的な図式が、私の意図なく浸透したようです。

私の負の遺産が活かされることは非常に光栄ですが、うつの渦中にある当人とは可能な限り会わず、当人の周りの方々と密に相談しています。

（負）＋（負）＝（負）同様な境遇の方々とは良い意味で距離を保とう

図表18　うつの渦中にある方との相談における心的リスク・ダメージ・擾乱

相談前	相談中		相談後	
私の心身	当人から見た私	私の心情	当人	私
良	うつを克服した 成功者 羨ましい	まだ闘病中 左記の誤解を解くのに必死 当人の苦痛・不安などの 一時的な解消に必死	現状を さらに 悲観	疲弊 感情移入
不良	悪い意味での 仲間	私の心身を さらに降下させぬよう必死 当人の苦痛・不安などの 一時的な解消に必死	わずかに 快方 （一過性）	疲労困憊 感情移入

一方、うつの渦中にある当人の突然の来訪（相談）には、非常に苦慮しました。私は、私のうつと上手につき合えていますが、うつの傷跡は残ったままであり、わずかですが心の擾乱や日変動も完全には払拭できていないため、私の心身の状態によらず、**図表18**のとおり、当人との相談で、互いに多大な心的リスク・ダメージ・擾乱を負ったからです。

私の調子が良いとき、当人には、私が非常に長い年月をかけてうつを克服したにもかかわらず、私の現状だけが見え、単に〝私＝平易にうつを克服した成功者・羨ましい〟と映ったようです。当人には私の言葉がまったく届かず、私は当人に何もできませんでした。相談を終えた当人は、私の現状と自身の現状を照らし、さらに悲観したように私には感じられ、結果的に私は疲弊しました。加えて、当人を理解するためでしたが、御法度である当人への感情移入まで私は犯し、心身ともに衰弱・消耗しました。この本にある試行を駆使し、私は、約1週間をかけ、何とか当人との相談前の状況に私の心身を戻しました。

私の調子が不良なとき、当人には、〝私＝悪い意味での仲間〟と映ったようです。当人は、自身と同じような境遇の私を前に、私の言葉でわずかに快方に向かいましたが、多くは一過性でした。私自身の心身の具合をさらに降下させぬよう細心の配慮をしながらの対応で、先に記したとおり当人への感情移入まで私は犯し、結果的に疲労困憊しました。この本にある試行を駆使し、私は、約３週間をかけ、何とか私の心身を全快しました。

私は、私のうつとものすごく上手につき合えていたため、何とか共倒れは回避できましたが、少し間違えば三度目のうつに至る無謀な行為だったと、今さらながら猛省しています。

あなたが、本当に辛く苦しかった過去の自身と同じような境遇の方々から相談をもちかけられれば、無碍に断るのは苦渋の決断でしょう。でも、あなたは、うつの渦中の方々に対し、すでに、長期休暇（病気休暇）を当然の権利として体現し、復職までの明確な道標を残すなど多大なる功績を立てました。あなたのため、最高の勇気を振り絞り、心的リスク・ダメージ・擾乱を受けぬよう、うつの渦中の方々との接触は断ち、適任の方々への引継・委譲に留めるよう努力を尽くしてください。

あなたの真なる新たな役割は、うつの予備軍の方々への専門医受診の強制（うつ病発症を未然に防ぐ）です。ぜひ、無理なく、誰かのうつの予兆に気付き、当人のうつ病発症を未然に防いでください。徐々に、あなたにとって、あなたのうつは、一般的な印象どおりの（負）以外の何かへ変わっていきます。楽しみにしていてください。

理解者を探そう・作ろう

あなたの理解者（味方）を、一度、書き出してみましょう。

私の理解者・味方（恩師・同志・盟友・心の親父）は、この本の紙面を尽くしても書ききれなく、**図表19**の記載に留めます。

図表19　私の理解者・味方

（敬称略）	間柄	つながり
M.H.	恩師	命の恩人・心の支え・心の父親
F.W.	恩師	心の支え
Y.B.	先輩	心の支え
N.K.	先輩	命の恩人・万事の相談相手・同志
（故）Y.H.		命の恩人・盟友
（故）T.I.		実の父親を超える心の父親

恩師・同志・盟友・心の親父に想いを馳せれば、私は、実に多くの方々に支えられていると謙虚に思えます。まだ、どなたにも恩返しできていない自分の情けなさを痛感すると同時に、何らかのかたちで恩返ししたい気持ちが、私のなかで沸々と湧き上がります。

あなたが用意した紙にも、多くの理解者（味方）が書かれていることでしょう。あなたも私も、理解者（味方）への最低の恩返しは、間違いなく、〝うつを再び重くしない〟ことです。紙面に書いたすべての方々が、あなたに、できる限り楽しい時間を過ごすよう望んでいます。

もし、万が一、あなたが用意した紙にどなたの名前も書かれていないとしても、あなたの理解者（味方）は、〝あなた自身と家族・近親の方々〟、そして、私です。

序章の第1節（14頁）に記載したとおり、うつは、未経験・知識の乏しい方々に理解されがたい病です。周りの人の残念な言動は、ぜひ、うつの難解さゆえと簡単に片付けてください。

一方、あなたの理解者（味方）は、あなたのうつを理解しようと懸命で、あなたのうつが再び重くならぬよう温かく見守り続ける稀有な存在です。あなたの理解者（味方）への最低の恩返しは、必ず果たしましょう。

もちろん、あなたと同じく、私も果たします。

そして、あなたと私は、互いに理解者（味方）同士だということを忘れないでください。

もちろん、あなたと同じく、私も忘れません。

叱られたら喜ぼう

あなたは、誰かを叱った経験があるでしょう。また、あなたは、誰かに叱られた経験があるでしょう。

ここで、あなたが、どうして叱ったかを思い出し、どうして叱られたかを想像してから、以降に進んでください。

前節に記載した恩師・同志・盟友・心の親父から、私は、無形の多くを拝受しています。私の語彙力で正確な表現は困難ですが、人が人たる所以・人から人へ継承される道義・人と人の結束・独自性の意義などを、私は、拝受し続けています。

唯一、明確に記載できることは、叱られたことです。最近は、年齢・経験・職階・少しばかりの成長から、私の叱られる頻度は激減し、叱る機会は激増しました。

私は、叱るたびに立場を違えて反省し、相手の自尊心を損なわず、相手が最後まで聞き入り、相手に私の意図が正しく伝わる叱り方（後述）に行き着きました。同時に、私を叱った方々の心情が瞭然となり、いまだ、叱ってもらえる現状（恩師・同志・盟友・心の親父）を非常に喜ばしく感じています。

本節冒頭に戻り、あなたは、おそらく、相手の潜在能力や可能性、伸びしろなどを認め、それらを引き出し伸ばすため、至らなかった点や怠ったことを叱ったのでしょう。あなたが、相手に可能性はないと三行半を突き付けていたならば、叱る時間は単なる無駄として無視し、叱らなかったでしょう。

逆に考えれば、あなたが叱られたのは、あなたの潜在能力や可能性、伸びしろなどを叱り手が認め、それらを引き出し伸ばすため、至らなかった点や怠ったことを指摘したと思えますよね。

つまり、叱り手が、相手の潜在能力や可能性、伸びしろを認めなければ、叱り叱られる行為は成立しないということに私は気付きました。

うつに侵される以前の私は、叱られた際、完全に凹み、しばらくは相手から叱られぬよう静かにしていました。私は間違っていました。

最近は、前述のとおり、労と時間を惜しまず叱ってくれた方に感謝し、そして喜び、私の潜在能力や可能性、伸びしろなどを真に引き出せるよう、伸ばせるよう、努力を尽くしています。

あなたが、もし、叱られたならば、叱ってくれた方の期待感に喜びましょう。そして、私と同じく、無理せず、期待に応える努力を続けましょう。

あなたが、もし、叱られなければ、成熟しきったと理解して、叱り甲斐のある後継者を見付けましょう。

私は、現在、両方（自分磨き・後継育成）を並行しています。

本節の最後として、私の叱り方を、時系列的に記します。端的に言えば、〝相手にチャンスを与える〟〝同じ過ちをコミュニティとして繰り返さない〟〝飴と鞭〟がキーワードです。

①できる限り多くの人を集める
②相手に私が叱ろうとしている旨を伝え、原因を考えさせる
③相手が原因に気付けば叱らず、気付いたことを褒め、態度・姿勢が改まるかなど事後を静観する
④相手が原因に気付かなければ、ヒントを伝え、再び原因を考えさせる（→③）
⑤相手がそれでも原因に気付かなければ、相手の優れた点を挙げ、褒めてから、失態・ミスを伝え、叱り、原因と解決案を伝える
⑥相手に今後の対応を述べさせ、良い点を褒め、不良な点を全員で話し合う
⑦同席の第三者に①〜⑥をメモさせ、個人名は伏せてコミュニティのメンバー全員に送信して情報共有する
⑧最後に、相手と私だけで、叱った理由（潜在能力・可能性・伸びしろを認めている旨など）を伝える

叱る効果は機を逸すれば急降下するため、私のなかでは最優先の職務として、順延・延期できる先

約は可能な限り先送り、対応しています。

相手・コミュニティのために〝叱る〟を最優先している私、と書けば献身的に映るでしょうが、実のところ、各自の成長やコミュニティの成熟は中長期的に私自身の労を軽減できるため、つまり、〝自愛に自愛を重ねる姿勢〟の一具体例が〝叱る〟であり、私が、私のうつとものすごく上手につき合えている証の一つでもあります。

自分を褒めよう、他人も褒めよう

私は、病気休暇中の闘病成果を視覚的に捉えるため、第2章第3節（87頁）に記載した中間目標シート束の作成と破り捨てを試行し、成功しました。

復職して実質的な職務遂行の段に至り、私は、シートの破り捨てと同様に、私のうつの傷跡の状態を推し量る尺度が必要と思えました。そして多くを試行し、次の①で成功しました。

①自分を褒める

私は、2003年4月中旬から、すべての職務において自己評価が70点以上であれば、自分を心のなかで褒め始めました。他人に褒められるには他人の価値観・志向・感性などに沿う必要があり、私自身の個性（価値観・志向・感性・思想・姿勢など）を曲げてまで得る意味・意義・価値などは皆無と片付け、自己評価を重視し、さらに自己評価の及第点も100点満点から70点に下げました。

自分を褒めた効果も相乗し、職務は少しずつ労せずして自己評価100点満点に変わり、褒める頻度も緩やかに低下しました。当時、褒める頻度の低下を自身の成長と位置付け、私のうつの傷跡が消失方向と判断し、徐々に職務への姿勢をフル・スロットルに近付けられました。

無論、正反対の事柄（褒める頻度の向上）が起これば、当時の私は、万事に対して自らの歩を緩めたでしょう。

先の①〝自分を褒める〟で成功した実績に加え、私が他人から褒められることは稀有であり、次のとおり、私自身が〝他人を褒める〟努力も始めました。

②他人を褒めることを自身に刻み、模倣

職場で他人に対する心遣いや気配りを感じた際、記録として残るメールで当人を褒め、そして私自身の記憶に残し、模倣する努力を始めました。いくつかの心遣いや気配りは、私らしさを修飾した引き出しとして自身に取り込めました。

私が褒めた当人の心境は不明ですが、私の心は潤いました。

当時（2002年1月〜2004年3月）を振り返れば、私は、心温かき恩師・同志・盟友・心の親父が職場に居る非常な幸運に恵まれ、盤石なサポート体制の下、先に記した①②など多くのことを試行できました。当時の状況が続けば、私のうつの傷跡は完全に消失したでしょう。

しかし、2004年4月から始まった巧みなハラスメントで、私は二度目の破滅的なうつに侵され、二度目の復職後の相当な長期間、私のうつを重くするリスクの排除に精一杯で、前記①②に限らず建設的な事象の履行がまったく不能になりました。

前記①②を再開できたのは、ハラスメントを供した当事者との離別が叶った2009年4月からでした。当初の目的は、第2章第2節（81頁）に記載したとおり、巧みさを増したハラスメントからコミュニティを守るための〝自愛〟でしたが、しばらくして、〝別の効果〟を感じ始めました。

約5年が経ち、私は、先の①②で増えた自己評価100点満点の職務と引き出しで、〝自分を愛する当たり前の感性〟を取り戻し、そして同時に、〝別の効果〟が、〝自分を愛す感性の回復〟と知ったのです。

あなたも、〝自愛〟として万事のハードルを限りなく下げ、例えば自己評価が0点でなければ自身を褒め、少しずつハードルと自己評価の及第点を上げてはいかがでしょう。あなたに苦痛を強いる何かが、少し姿勢を変えるだけで嘘のように苦痛を伴わぬ別の何かに変わる事案は、あなたにも必ず届きます。最初は、少し努力が必要かもしれません。でも、一度、あなたが実績を上げれば、次は平易に届くでしょう。

自愛として下げたハードルは、長い人生のなかで、再び、自ずと上がっていくでしょう。自己評価の及第点を0点以上としても、やはり、自ずと上がっていくでしょう。ぜひ、あなたも、私と同じく、まずは自愛に自愛を重ね、自身を褒め、他人も褒め、ゆるりと参りましょう。

以下には、私が褒めて心に刻み模倣した実例（前記②を実行した際のメール）を紹介します。

○○先生、こんばんは。出口です。

メール稟議で決まった学生への配布資料に関して、他の先生方は〝△△先生の修正案に賛成〟とだけありました。

〇〇先生のメールには、〝小職の原案に△△先生の修正を加えた案に賛成〟とありました。

委員長として当然の雑用ですが、〇〇先生のおかげで、小職は、非常に気持ちよく重責を終えられそうです。

また、〇〇先生の細やかな気配り、私は、見習わねばと改めて心に刻み直せました。ありがとうございました。


あなたも、ぜひ、自身と他人を褒めてみましょう。あなたの心は、常に潤うでしょう。

高く分厚い壁は迂回スロープを探そう

あなたは、以前の日常を取り戻しましたが、今後、大問題（高く分厚い壁）に行く手を阻まれることもあるでしょう。

あなたに、高く分厚い壁を乗り越える力（あなた自身のパワー・ノウハウ・人脈など）があれば、本節は、斜め読みで構いません。

図表20　高く分厚い壁を乗り越えるための段階的目標

最終目標	私に巧みなハラスメントを供した当事者との離別

		最低限の目標	優先度
高く分厚い壁（大問題）	居室	当事者と別階に移動	1
	学生	私の居室に移動・各学年1名	2
	研究費	過去に遡り私の職階相応額	3
	実験室	分離	4
	制度	当事者との離別（研究室の独立）	5

私の二度目の復職は、本章冒頭に記載したとおり、半端に癒された心身とうつとともに果たし、私は、私にハラスメントを供した当事者との対決を進めました。しかし、私は手負い状態で、わずかな力も残っていませんでした。加えて、私の二度目の病気休暇中に、当事者は悪しく強暴化し、壁（問題）は補強され真に高く分厚い壁（大問題）となって私の前に立ちふさがり、当時の私が乗り越えることは不可能でした。私は、二度目の復職で大失敗しました。

転機は、二度目の復職後、直近の異動時期に当たる年度初め（2005年4月）の少し前に訪れました。定年退官を間近に控える教員の居室リストが届き、即、『はじめに』に記載した〝エベレスト登頂から中継点に目標変更で成功した実績〟と連動し、高く分厚い壁を乗り越える大目標の前に、〝居室移動が第一番目の中継点的な目標〟と鮮明に居室リスト上に映し出されたのです。

さらに、第2章第3節（87頁）に記載した〝中間目標シート束の作成・破り捨てで成功した実績〟が思い起こされ、私は、図表20のとおり、高く分厚い壁を乗り越える大目標に向けた段階的な小目標が山のように想像でき、これらを徐々に達成することにしました。

私にとって、当事者と物理的な距離を取れれば、職場でうつを悪化するリスクが格段に低下することは自明であったため、所々に働きかけ、2007年4月、居室移動をまず達成しました。図表20に記載した目標のいくつかは達成できませんでしたが、私は、2009年4月に職場環境の改善（出口研究室）を勝ち取り、今は、現職を楽しめています。大満足と言えば嘘になりますが、現状よりも上を望めば大きな罰が当たると思え、私は、大きな不満のない今を心の底からありがたく感じ、感謝し、今後はすべてを忘れる努力を尽くす所存です。

2004年4月から2016年3月まで続いた当事者との闘いは、最終目標だけに照準を合わせてストレートに挑めば、間違いなく白旗でした。理由は多々ありますが、この本の役割から外れるため割愛します。

私が白旗を揚げずに済んだのは、図表20のとおり最終の大目標を段階的な小目標に細分化し、結果的に本節タイトルの〝迂回スロープ〟を辿ったからです。

2005年4月の少し前にはまったく意識していませんでしたが、〝エベレスト登頂から中継点に目標変更〟、〝中間目標シート束の作成〟だけでなく、心温かき恩師・同志・盟友・心の親父、非常な幸運、この本に多くを記した故人らとの対話で得た言葉など、私に万事・全事象が味方し、〝迂回スロープ〟へ私を誘ったのです。本当に、縁を感じずにはいられない昨今です。

あなたが大問題（高く分厚い壁）に出会し、行く手を阻まれたら、私と同じように小さな問題（段階的な小目標）に細分化し、〝迂回スロープ〟を創造してはいかがでしょう。いかなる高く分厚い壁にも、まるでエベレストに中継点が在るが如く、〝迂回スロープ〟が必ずあります。楽しみましょう。

やっぱり休もう

あなたには、まだ、非常に小さなうつの傷跡が残っています。あなたが、あなたのエベレストに登頂するまで、無理や頑張りは禁物です。適切な休み（休暇・休養・休息）は、あなたのうつの傷跡を疼かせないために最も重要な課題です。

私は、巧みなハラスメントに力の限り耐え続け、一度目のうつの傷跡に対し配慮する余裕もなく、土・日・祝にもハラスメントが脳裏をかすめて心身が休まるはずはなく、仮に有給休暇を取ろうとも意味はなく、二度目の破滅的なうつに侵されました。私は、一度目のうつとの上手なつき合い方の中継点から滑落させられ、まったく別の険しいエベレストの麓に飛ばされました。しかし、非常な幸運に恵まれ、私は、何とか二度目の破滅的なうつとの上手なつき合い方の中継点に辿り着きました。

二度もうつに苦しむ人《じん》は、私だけで十分と心底から思っています。

ぜひ、あなたは、有給休暇を完全に消化ください。二度目の破滅的なうつで生き地獄を味わった私から、あなたへの切なる願いです。

あなたが自愛に自愛を重ね、勇気を振り絞って有給休暇を取る姿勢は、同じ病で苦しむ方々や予備軍の方々に限らず、すべての方々へ必ず美しく波及します。特に、同じ病で苦しむ方々や予備軍の方々にとって、あなたは先導者と映り、あなたが拓いた街道には人々が溢れ、あなたへの謝意・敬意とともに皆が英気を回復するでしょう。

＊　＊　＊

以降、二度の重度のうつで私に刻まれた傷跡に対し、最も好適な休日の過ごし方の検証結果を記載します。
ただ、あなたと私では、性格・経歴・ライフスタイル・環境・趣味・うつの傷跡の状況なども異なるため、私の検証結果を参考に、あなたにとって最も好適な休日の過ごし方を見付けてください。

検証方法は、定時処方薬の服用タイミングを大幅に遅らせたうえで、この本に記載した試行の有無が私の心身に与えるダメージを屯服薬の服用量で量りました。なお、定時処方薬を主治医の指示どおりに服用することは、あなたのうつの傷跡を疼かせないために必須です。あなたには、服用タイミングを大幅に遅らせた私を、非常に稚拙で無謀と思ってください。無論、この本の執筆を終えた私は、定時処方薬を主治医の指示どおりに服用しています。
図表21に、第3章第2節（126頁）に記載した自己暗示〝できる〟〝大丈夫〟〝問題ない〟の3語の効果の検証結果を記します。なお、他の試行についても同様な傾向を確認しました。
図表21から、この本に記載した試行にはうつの傷跡を疼かせない効果があり、第1章第1節（29

図表21　試行の検証結果（屯服薬の服用量で測定）

休日/平日	過ごし方	屯服量	試行（自己暗示）の有無など
休日	ほとんど寝て過ごす	0	無
休日	子どもと遊ぶ・昼寝	0	夕食前に数分間の自己暗示
休日	ほとんど子供と遊ぶ	0	夕食前に数分間の自己暗示
休日	この本の執筆・昼寝	0	無
休日	この本の執筆・宵寝	0	無
休日	自宅で仕事	0	17時頃から夕食後まで自己暗示
休日	自宅で仕事	1	無
休日	職場で仕事	0	断続的に自己暗示
休日	職場で仕事	2	無
平日	この本の執筆・昼寝	0	無
平日	この本の執筆	0	夕食前に数分間の自己暗示
平日	外出を伴う趣味に興じる	0	15時頃から夕食後まで自己暗示
平日	外出を伴う趣味に興じる	2	無
平日	自宅で趣味に興じる	0	無

頁）と第６節（54頁）、第２章第７節（１０３頁）にも記載したとおり、〝能動的に何もできない睡眠（昼寝・夕寝・宵寝）は最も好適な休日の過ごし方〟と再確認できました。

＊　＊　＊

あなたは、何かが過ぎてうつに侵されたのではないでしょうか。

……頑張り過ぎ、我慢し過ぎ、働き過ぎ、自分にきびし過ぎ、自分を過小評価し過ぎ、自分を卑下し過ぎ、他人の評価を気にし過ぎ……

あなたにとって、〝過ぎ〟てよいのは休み（休暇・休養・休息）だけ、だと私は思います。

私から重ねての切なる願いですが、あなたには、休み過ぎと思えるほど休みを取ってください。察するに、あなたが〝休み過ぎ〟と思えるほど休みを取って、何とか質・量ともに人並みの休みでしょう。もちろん、私は、あなたの普段を見ておりません。でも、長年うつと闘ってきた私の経験と図表21の試行結果が、私に、次のことを教えてくれます。

あなたが本当にフル・スロットルで職務遂行できる日は、もうしばらく先です。

ぜひ、休み（休暇・休養・休息）を休み過ぎと思えるほど十分に取り、あなたのエベレストへの登頂を優先してくださいね。

夢をもとう

私は、この本の執筆を通して、すべての人が天命とともに生を受け、自身の天命に気付くか否か、果たせるか否かは、各自に任されていると感じるようになりました。

私は、この本の執筆のため、うつとの闘病歴に限らず、幼少の頃から今日までを回想する最高の機会を得ました。忌々しい過去を思い出す行為は、ときに凶暴な心痛リスクとして私に襲いかかりましたが、私自身を深く掘り下げて知り、今後を見据えるための唯一無二の貴重な機会でした。メモ書きから始めて約2年半、この本の執筆を終えた私は、自分自身の理解に留まらず、多くの方々に支えられていることを再認識でき、幼少の頃から思い描いていた純粋な一つの夢を思い出せました。また、この本の執筆前には輪郭もなかった別の夢は、明確な青写真に変わりました。

うつに侵されなければ、〝私自身を深く掘り下げて知る〟貴重な時間は得られず、また、多くの縁にも恵まれなかったでしょう。非常に複雑な心境です。

私は、最高学府で若者たちを教育する立場にあり、私の負の遺産（二度のうつ病・病気休暇・闘病・リハビリ・復職の経験・派生した多くの酷い出来事など）から得た規範・思想・人倫・志向・姿勢・思考・感性・価値観などは、学生たちの心に響いているようです。私自身、つまり個としては不幸な負の遺産ですが、教育者としての私にとっては悪いことばかりではなく、本当に複雑な心境です。

　私が行き着いた二つの夢は、私の天命と思っています。全身全霊をもって天命成就に邁進しますが、相当にハードルが高く叶えられないかもしれません。でも、生きる意義（天命・夢）を見付けられた私は、非常に幸せであり、遅々と成就に近付きます。


　あなたも、他の誰もと同じく、選ばれて生を受けました。必ず、あなたが果たすべき天命がありま す。この本を手に取り、本節まで到達したことを好機として、あなたの天命を想像し、できる限り大きな夢をもちましょう。仮に叶えられなくとも、夢に向かう日々は、あなたにとって何にも代えがたい至福の時間になります。

　もし、天命や夢が見つからなければ、機が熟していないとして、簡単に後回しにしてください。

　機は必ず熟します。ぜひ、あなたは、無理なく、機が熟すのを感じ取ってください。

　うつと闘ってきたことにより、未曽有の力が、あなたには、すでに備わっています。自信をもって万事に臨みましょう。

　そして、あなたが天命・夢を見つけ、あなたのエベレストに登頂し、至福の日々を過ごされることを、私は、ずっと、願い続けます。

前文節を書き終えた私は、もう一つ、夢を見付けました。

……この夢は、絶対に叶えます……

……それは……

……あなたが〝あなたのエベレストに登頂されること〟です。

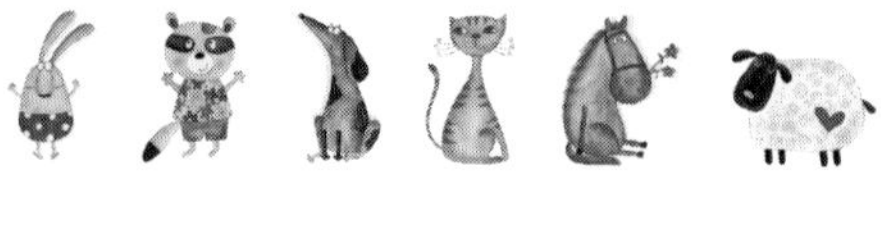

補遺

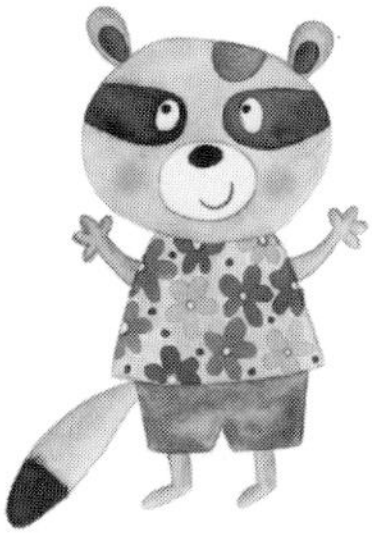

うつの侵攻に伴う予兆

うつ病は、他の疾病と異なり、早期発見が困難な病です。なぜならば、うつの侵攻は、猛威とは裏腹に静穏で、外傷を伴わず、体がわかりやすい異変を示す頃には、心も体も相当に蝕まれた後だからです。もし、うつの侵攻開始に気付くことができれば、専門医のカウンセリングと静養だけで健常な心身を再び得られる場合がほとんどです。

実は、うつの侵攻開始と同時に、体は正直に、他の疾病と同じような予兆を示し続けます。

著者は、一度目のうつの侵攻に気付きませんでした。重度のうつ病と診断される半年以上も前から体は予兆（不眠・微熱・偏頭痛・下痢・嘔吐）を示し続けていましたが、うつと無縁な人生を送ってきた当時の著者に、うつの侵攻を疑う素養はありませんでした。

一度目の重度のうつ（誹謗中傷・昇進内定・自信消失・うつ病発症・病気休暇・闘病・原因排除・リハビリ・復職・職務遂行）の経験で、著者は、体の示した予兆からうつの傷跡の疼きに気付き、このままの状況が続けば、一度目とは比較にならない狂暴なうつに侵されると知り得ました。しかし、うつの侵略・増強・占拠を回避する自衛策が邪魔され、著者は、うつが好んで蝕す無理・我慢・忍耐・頑張りを強いられ、極度の人間不信・貧困妄想・自己嫌悪に取り憑かれ、破滅的な二度目のうつに陥りました。

二度の苦い経験から、著者は、良くも悪くも、常に、うつを疑う姿勢を維持し続けており、周りの20人以上の心の不安定にいち早く気付き、専門医の受診を半強制的に勧めました。皆、軽度のうつ状態と診断され、専門医のカウンセリングと静養だけで健常に戻りました。

もし、著者が、二度目のときと同じように、一度目のうつの侵攻開始に初期の段階で気付いていたならば、うつと無縁な人生を歩めたかもしれません。

うつに侵されるかもしれない当人は、自分自身を見失い、一所懸命な状況にある場合が多く、何かしらの異変があろうともうつの侵攻を疑わない場合がほとんどです。著者は、周りの方々が当人の予兆に気付き、当人に対し専門医の受診を強制すべき病がうつ病と思います。

うつの侵攻開始に伴う予兆には、当人だけが自覚できる予兆と、周りの方々でも知識があれば気付ける予兆があります。

うつの侵攻開始に伴う予兆について、著者の知る限り、以降に記します。

●当人が自覚できる予兆

- 不眠、寝付けない、何度も目が覚める、朝早く目が覚める
- 食欲不振・味覚障害・吐き気・嘔吐・下痢・便秘
- 疲労感・頭痛・偏頭痛・めまい・幻聴・ふらつき・息切れ
- 微熱・喉の渇き・発汗

- 注意力散漫・集中力減退（ケアレスミス）
- 孤独感・孤立感・不安感・恐怖感・虚無感
- 無気力・無感覚・無感情
- 朝は辛く夜になると楽になる
- 軽々だったことが重く感じる
- 生活音が気に障る
- 性欲減退

●周りの方々でも気付ける予兆

- 食欲不振・嘔吐
- ふらつき・息切れ
- 発汗
- ケアレスミス
- 生活音が気に障る
- 性欲減退
- 無表情・無言・空返事

ぜひ、前記の予兆を記憶し、あなたと周りの方々のうつの侵攻開始に気付き、うつ病発症を未然に防いでください。

うつの侵略・増強・占拠による体調不良

うつに侵された当人が示すわかりやすい変化について、著者の知る限り、以降に記します。

- 体重の激減（1カ月に10kg以上）
- 呼吸困難・過呼吸
- 朝の挨拶がない
- 身だしなみを気にしない（特に髪型・寝ぐせを直さない）
- 頭を抱える、天を仰ぐ、目を閉じ続ける、ふさぎ込む
- 日常生活のリズムが乱れる
- 会社（学校）を休みがち
- 会話が成立しない（話しを聞いていない・『うん・はい』など空返事だけ）
- 同じことを繰り返す、同じ言葉を繰り返し発す
- 小声で独り言を言い続ける
- 買い物を拒む（特に自分のモノを買わない・貧困妄想）
- 異性にまったく興味を示さない
- 疲れやすい（『疲れた』『しんどい』『後にして』と頻繁に言う）

先の『補遺』に記したうつの侵攻に伴う予兆と同様に、うつに侵された当人は、自身に変化があろうとも、うつの侵略・増強・占拠を疑わない場合がほとんどです。ぜひ、周りの方々には、当人の変化に気付き、当人に対し専門医の受診を強制してください。

付録　うつの予防方法

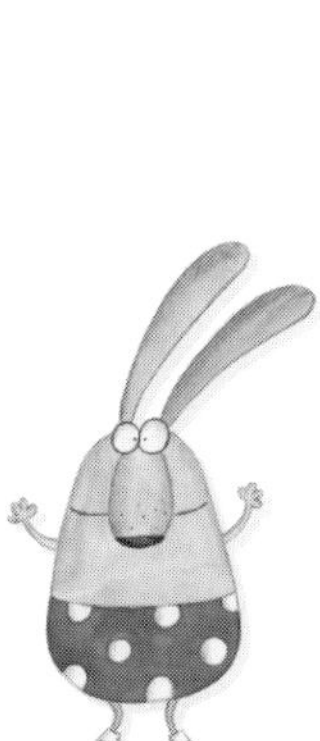

この本を、序章・第1章・第2章・第3章・補遺と順に読み進め、この「付録」に達した方には、あなたのうつとものすごく上手につき合えるようになってから、以降に進んでください。

この本をここから読む方には、すべての章が、あなたの生涯を通じて不要であることを、著者は願い続けます。


著者は、著者の負の遺産（二度のうつ病・病気休暇・闘病・リハビリ・復職の経験・派生した多くの酷い出来事など）を通し、〝うつの予防方法〟にも長けました。あなたに、是が非でも、著者の経験に基づく〝うつの予防方法〟を伝えたく、この「付録」を追加しました。


この「付録」には、著者が心の不安定に気付き、専門医の受診を半強制的に勧めた20人以上のうつ予備軍の方々との聞き語りを基に、著者の反省も踏まえ、あなたが心に留め置くとよいであろう規範・思想・人倫・志向・姿勢・思考・感性・価値観などを記載します。

「付録」タイトルは〝うつの予防方法〟ですが、ぜひ、あなたには、肩肘を張らず、軽快な読み物として通読ください。

そして、あなたの心が本当に辛くなる前に、この「付録」のいくつかの節を思い出し、精読・試行ください。

模倣し伸び一芸に秀でよ

至極当然ですが、人は、生まれながらにして特別な能力をもち得ませんよね。生まれ出でた赤子は、本能として産声を上げ、泣くことで何かを伝えようと努力し、目標達成で泣き止みます。そして知恵が付き、単語を覚えて発し、泣く以上に伝わった経験から泣く頻度が徐々に低下します。さらに、覚えた単語をつないだ口語が単語以上に伝わると経験し、会話が成立します。

著者が前文節で伝えたいことは、すべての人は等しく可能性を秘め、訪れるチャンスを生かすも逃すも当人次第という当然の道義です。

〝無知は最強〟が著者の持論です。

あなたが幼少の頃、恐れを知らず、無茶な遊びで大人に叱られた経験はありませんか？　著者には、たくさんあります。

あなたが、まだ多くを知らなかった頃、何かをして感銘を覚えた記憶はありませんか？　著者には、やはりたくさんあります。

では、今、あなたは、同じ無茶な遊びができるでしょうか？　同じことで、感銘を覚えるでしょうか？

著者は、今までに培った知識・経験・ノウハウなどが邪魔し、恐くて同じ無茶な遊びができず、同じことが不思議でなく、当然に成り下がり感銘を覚えません。

やはり、著者には〝無知は最強〟と思えます。

著者は、中途半端な知識・経験・ノウハウ・人脈・情報などを得て、〝最強な無知〟の状態から少し抜け、却って身動きが取りにくくなり、人生を謳歌できない時期がありました。上手くできる人、早くできる人、丁寧にできる人、軽々とできる人など、万事において真っ先に自身よりも優れる方々が目に付き、著者には周りの方々がすべて輝いて見えました。そして、ときを同じくハラスメントを受け、病に伏しました。

一度目の病気休暇中、著者は、ふとしたきっかけで、ドイツ滞在時（6カ月強）の自身の努力を思い出しました。著者は、毎朝、英和辞典から無作為に3語を拾い、当日中に3語を必ず使う努力を続け、自身の英語力のウイークポイントと感じていた語彙を拡げました。さらに、毎日、ドイツ国籍の友人達から1人を選び、一日中、選んだ友人の話し方を模倣し続け、自身の英会話力を向上させました。

著者は、今も、決して英語力に長けていません。現に、学術論文（英文）の審査では、研究内容は掲載可・英語は稚拙（掲載不可）と何度も指摘され、英語を母国語とする留学生のサポートを受けています。でも、著者は、世界中の誰とでも英語で通じ合える自信を、ドイツ滞在時の努力・模倣で獲得しました。

復職後、著者は、模倣で伸びた自身の英会話力を模範に、著者よりも上手くできる人、早くできる人、丁寧にできる人、軽々とできる人などを模倣し続けました。当然、手本とした方々には及ばずとも、それが著者らしさを修飾した著者の血肉となり、自ずと個性が発現し、自信を回復しました。

自信を回復した著者には余力が生まれ、自身の身動きを取りにくくさせた中途半端な知識・経験・ノウハウ・人脈・情報などを補完すべく、周りの方々よりも〝秀でた一つを創る努力〟を始めました。具体的には、3冊の学術図書を完全に脳裏に焼き付け、某学術分野のいかなる難問にも答えられる英知を目指しました。100点満点の状況にはほど遠いですが、周りの方々よりも秀でたであろう一つの某学術分野をもって、著者は、この某学術分野の範疇から逸脱する万事に対し、背伸びせず「できません」「わかりません」と言える状況を整えました。当然、その後、著者にはさらに余力が生まれ、少しずつ「できません」「わかりません」を減らせています。

あなたの周りにも、あなたが手本にできる方々がいるでしょう。手本の方々も、生まれ出でたときには、泣くだけの赤子でした。あなたが、手本の方々に近付けないはずはありません。非常に長い時間と地道な努力を要すでしょうが、あなたには、ぜひ、多くを模倣して真に伸び、特長ある個性を強化ください。

そして、あなたが誇れる何かを一つ創り、誇れる一つの範疇を超える万事に対しては「できません」「わかりません」と背伸びしなければ、余裕・余力・快適などを得ます。余裕・余力・快適は、あなたに、クリエイティブな発想や論理的な思考、効率的な時間管理など、多くの相乗効果を供すでしょう。そして、自ずと、少しずつ「できません」「わかりません」が減るでしょう。

普通のことはありがたいこと　悩めることに感謝せよ

1968年8月13日、著者は、首に臍の緒が三重も巻き付いていたため、分娩室で12時間以上もかかった末に、産声も上げられぬ半死半生の状態で何とか生まれ出ました。死産を免れ、低酸素脳症などの疑いもありましたが、著者は、大病を患うことなく今日まで生き、間違いなく天寿を全うできます。

著者は、二度も重度のうつに苦しみ、少し不運だったかもしれません。

しかし、著者は、幸運にも死産を免れ、この世に生を受けました。幸運にも、五体満足で生を受け、今も変わりありません。幸運にも、小学・中学・高校・大学・大学院と教育を受けることができました。幸運にも、大事故・大災害の経験はありません。幸運にも、重度のうつに侵されるような非常に大きな悩みを伴う（それほどやりがいの大きな）職務に就いています。他にも多くの幸運に恵まれ、完治する病であるうつだけで著者が自身を不幸と思えば、もっと大きな罰《ばち》が当たるでしょう。

著者には、正直、うつと無縁な人生が最も幸福に思えます。前段落の記述と整合性を欠くかもしれませんが、著者は人であり、自身の一大事が万事と思えて当然でしょう。

著者は、多くを知りました。

……9歳と2日で逝去した多臓器不全症の男の子……
……自爆テロの実行員として最期を強制されている少女たち……
……相手を知らず殺め合う戦争・内紛が途切れないこと……
……先天性の病で一般的には普通とされることができない方々……
……後天性の病で茫然自失の方々……
……身寄りのない孤独な老齢の方々……
……最低の教育を受けられない国々の子供たち……
……紙も鉛筆も与えられない子供たち……

考えれば考えるほど、思い出せば思い出すほど、調べれば調べるほど、著者は、自身を非常に贅沢と感じます。

うつは、著者にとって、今までの人生における最難事でした。でも、一般的には普通とされることが非常に困難な方々、まったくできない方々も多くいます。悩むこともできない方々も多くいます。

一般的には普通とされることがほとんどできる著者、非常に大きな悩みを抱えた著者、悩んでいる著者、今後も悩むであろう著者、自身の現状をありがたく思い、感謝せねば、著者には、もっと大きな罰《ばち》が当たるでしょう。

あなたは、いかように思いますか？

【脚注】 実際に本節に記した不運に見舞われた方々には、配慮の足らない不適切な表現があるかもしれません。もし不適切だと感じる表現がありましたら深くお詫び申し上げます。

原点回帰されよ

万事において、ゴールが見える段までは順調に進み、間もなくゴールと思いきや暗礁に乗り上げ、停滞し、どれだけ時間・労力・努力を尽くしても前に進まないのは常でしょう。

ぜひ、想像してみてください。

ゴールは見えても、道がない、切り立つ崖がある、慢性渋滞など、どれだけ時間・労力・努力を尽くしても、前に進めない状況であれば、後退が妥当ですよね。無論、道がなければ道を創り闊歩し、切り立つ崖に橋を渡して堂々と制覇し、慢性渋滞を下車して車間をかいくぐり歩行することなどは、時間・労力・努力を尽くした素晴らしい成果と思えます。ただ、見えたゴールに時間・労力・努力を尽くして到達しても、もし、そこが見間違った偽りのゴールだったならば、到達した後に真のゴールを目指す余力が残っているとは著者には思えません。

著者は、決して、時間・労力・努力を惜しみ、軽々にゴールへ到達すべきとは思いません。ゴールの真偽やゴールに到達したか否かに関係なく、時間・労力・努力を尽くした成果は、教訓として様々な場面で思い出され、同じような案件に対してスタートラインをゴールに近付けた状態から開始できると著者は確信します。端的に言えば、水泡に帰すモノは何一つなく、時間・労力・努力は尽くすべきと考えます。

一方、職務に限れば、また、うつの予防方法として眺めれば、与えられた（創造した）ミッションを効率的に達すべきでしょう。見えたゴールに時間・労力・努力を尽くして到達し、仮に偽りのゴールと知れば、待っているのは疲弊・落胆・失望などです。無論、教訓として次に活かす時間的余裕が職務において許されれば、また、一般的にいう〝失敗〟を建設的に受け止められる地盤があれば、ゴールの真偽・ゴール到達可否・効率などは度外視し、さらにゴールへの到達方法は千差万別で構わないでしょう。ただ、時間・労力・努力を尽くす時間的余裕・ゴールの真偽・ゴール到達可否などが不問として許容されるのは、公私において、さらに公を産・官・学に細分すれば、「私」と「学」のきわめて稀なケースと思われます。

以下には、ゴール手前で暗礁に乗り上げたミッションに対し、効率的にストレスを緩和しつつ達成（真のゴールへ到達）する一手法として、著者が普段から励行している原点回帰（スタートラインにカムバック）の方法を紹介します。

著者は、長年に渡り工学に身を置き、研究開発の一方法であるＰＤＣＡ（Plan・Do・Check・Action）サイクルが身に付いています。試行錯誤に似ていますが、より計画性・論理性・費用対効果に長ける手法です。実のところ、ＰＤＣＡサイクルは日常化しており、誰もが頭のなかで無意識に繰り返しています。

まず、P（Plan）で目標に向けたシナリオを試行も含めて創出し、D（Do）で試行を実際に行います。C（Check）で試行結果の目標に対する達成度を評価し、目標達成可能と客観評価できればA（Action）で本格的な遂行に向かいます。目標達成困難となれば、再びPに戻り、Dを経たCを繰り返し、最終的にAに至ります。試行錯誤との大きな違いは、PDCを繰り返す間の計画性・論理性ある情報蓄積と、Cでの客観評価をPで活かすフィードバックの2点です。

前文節から読み取ってもらえるでしょうが、Pは、以前のPDCからの原点回帰（スタートラインにカムバック）です。Pにある人を、すでにPDCの繰り返しで蓄積した情報をまったく知らぬ他者が見れば、0出力（何もしていない）と映ります。一方、当人にとっては、PDCによる計画性・論理性ある情報蓄積は現ミッションに限らず今後に活かされ、社内で情報共有すれば、全部署の全ミッションに対するPDCをさらに軽減（高費用対効果）でき、徐々に余裕・余力などが生まれます。

ゴールを目前とした原点回帰（スタートラインにカムバック）は、費やした時間・労力・努力が惜しく、苦渋の選択でしょう。ただ、無理に道創りや橋渡しを行い、渋滞をかいくぐって歩行で達しても、そこは偽りのゴールかもしれません。

PDCAサイクルは、まず、スタートラインから少しだけ進行を繰り返すため、大失敗・大損失を未然に防止できます。多くの手法を試すため、自ずと知識・経験・ノウハウ・情報などが増え、情報共有により人脈も増えます。また、情報の蓄積で時間・労力・努力を視覚的に捉えることができ、計画性・論理性ある情報による高費用対効果によって、中長期的に多大な利益を生みます。

今、暗礁に乗り上げている案件があれば、一度、原点回帰（スタートラインにカムバック）してみてはいかがでしょう。

また、原点回帰（スタートラインにカムバック）を繰り返すＰＤＣＡサイクルを、次のミッションに試していただけたら著者は非常に光栄です。

憂うつな出来事は当日中に咀嚼し忘れよ

著者は、1996年4月から2016年3月までを振り返り、自身がいくつかの過ちを犯したと猛省しています。**図表22**には、著者が犯した過ちと、うつと無縁な人生へのレシピを示します。

以前の著者は、自愛に欠け、自信・毅然・信念に乏しく、非常に不器用でした。でも、憂うつな出来事の記憶力だけは優れていました。うつに侵されるすべてが、以前の著者にはそろっていました。現在は、**図表22**の右側カラムに記載した事項を励行すべく、良い意味で長いモノに巻かれず、さらに自愛に自愛を重ね、自身の信念を曲げず、偽なる何者にも毅然と挑む姿勢を崩さぬ努力を続けています。また、憂うつな時間や出来事は、メモした後に忘れるまで趣味に興じています。

忘れることは、覚える以上に困難を極めます。特に、忘れたい出来事は脳裏に焼き付き、記憶から消し去るのはむずかしいでしょう。また、憂うつな出来事から学べるケースも少なくなく、即、右から左にスルーすべきか判断はむずかしいでしょう。ぜひ、憂うつな出来事は当日中に咀嚼し、今後に活かせる建設的な規範・思想・人倫・志向・姿勢・思考・感性・価値観などに改めて脳裏に焼き付け、没頭できる何かで完全に忘れる努力を尽くしましょう。

図表 22　うつと無縁な人生へのレシピ

著者の過ち	うつと無縁な人生へのレシピ
職階に対する 過度の敬意	当事者たち（＊）を見切る
	当事者たちに信念をもって挑む
理想主義	当事者たちは博愛対象から除外
うつに対する 理解不足	誰しも侵される可能性のあるうつに対する最小情報の習得
仕事を最優先	優先順位:家族・学生・自分・友人…仕事…
365日終日ON	各曜日らしい生活（土・日・祝・有給休暇の謳歌）
万事を記憶	憂うつな出来事は可及的速やかに記憶から排除

（＊）ハラスメントを供す上司たち

その他　（簡単な説明とともに）

●万事を楽しまれよ

著者は、一度目の復職の際、心温かき恩師・同志・盟友・心の親父の厚意で、すべての職務を免除され、２００３年３月末日まで２００３年度に向けた準備を職場で整えることができました。孤立感を味わいましたが、何も手に付かない当時の著者にとって、このうえない助走期間だったと今でも思っています。

一方、半端に癒された心身とうつとともに果たした二度目の復職は、著者にハラスメントを供した当事者との離別要望と全職務を並行する疲労困憊の毎日が復職当日から始まりました。当時の著者は、一度目と二度目の復職直後の大きな差異に当惑しました。

自身のうつと上手につき合えるようなり、今の著者は、職務に限らず自身に委ねられる万事に対し、委ねた側が著者を認めた証と受け取る努力を続けています。雑務・雑用・業務・職務・家事など、楽しめないのが常だと思いますが、自身が認められた証と受け取れれば、誠心誠意で応えようと思えますよね。著者の一度目の復職から３カ月間のように、雑務・雑用・業務・職務・家事など万事が委ねられなければ、寂しさを覚えるでしょう。

万事に誠心誠意で応え、楽しみましょう。

●未来に後悔するより第一歩を踏み出されよ

0×何か＝0

この本は、著者にとって単著での処女作です。内容の重大性に加え、自身の忌々しい過去をすべて思い出すことが必至だったため、著者のうつの傷跡が疼くリスクを恐れ、情熱と不安の狭間で揺れつつ、2014年4月まで青写真を温めました。

転機は、突然、訪れました。

2014年4月中旬、著者は、某会で、この本のプロモーターである中村昭典先生と出会いました[1]。一目で長くお世話になると感じ、著者の脳裏に焼き付いた本の青写真・闘病歴など、すべてを共有してもらうべく会合を繰り返しました。

2014年6月、中村先生からプロモーターを買って出ると得て、著者のメモ書きが始まりました。実に、7年強をかけ、著者は、この本の第一歩を踏み出せました。

この本を書き終え、執筆中の凶暴なリスクは、第一歩を踏み出すまでの不安・恐怖・葛藤に比べれば、たやすく乗り越えられたように感じます。著者は、改めて0と1の違いをしみじみと感じ、未来に後悔しない今後（第一歩をまず踏み出す）を胸に刻み直せました。

●（負）×（負）＝（正）　負の遺産を様々な角度から見直し統合されよ

あなたには、まず、白紙を準備ください。準備した白紙の右側に余白を残し、できる限り大きく「（負）＋（負）＝」と横書きしてください。紙を時計回りに45°回転させ、斜め45°に傾いている「＝」

（〃）の隣に「(正)」と記載ください。作成した紙から少し離れ、紙面に書いた文字を眺めてください。

あなたには、「(負)×(負)＝(正)」と映ったでしょうか？

著者は、一般的に悪い印象を与える言葉・語句（負・失敗・陰・暗・不足・火に油を注ぐなど）に対して、前記のように様々な角度から眺め、まったく正反対のイメージで接する努力を続けています。特に、現職において、いったんは失敗として邪険に扱った事実が、長期にわたり後に続く多くと融合し、かたちを変えて世に出た経験を豊富に保有しており、〝無に帰すモノは有形・無形を問わず何一つない〟と確信します。

著者は、二度も重度のうつに侵されました。非情で悲惨な過去でしたが、著者にハラスメントを供した当事者たちを反面教師として、多くの規範・思想・人倫などを得ました。また、著者が犯した過ちを猛省し、１９９６年４月から20年をかけ、自身の価値観・志向・感性などすべてをゼロから再構築し、良い意味で生まれ変わりました。

つまり、著者にとって、

負（一度目のうつ）×負（二度目のうつ）＝正（規範・思想・人倫・価値観・志向・感性など）となります。

でも、著者は、当然ですが、うつと無縁な人生が最も幸福に思えます。

現に、二度の重度のうつは著者の人生を大きく変え、長期にわたり生き地獄・底の底で当惑・不安・嫌悪などに恐怖し、得た以上に多くを失いました。ただ、うつに侵されたから得た多くの規範・

思想・人倫・価値観・志向・感性などをもって、うつと無縁な人生において大飛躍する仮定現在を空想せぬ努力を続け、非情で悲惨な過去を憂う時間を減らしています。

●準備し過ぎたるは及ばざるがごとし　問題は起こってから対応せよ

心が病まずして、なぜ、不安・当惑・恐怖などが訪れるのでしょうか？

それは、知識・経験・ノウハウ・情報・準備などが不足し、いつ頃・何を・どの程度・いかように・誰に対してなどがわからず、訪れると著者は思います。

では、不安・当惑・恐怖などを払拭すべく、知識・経験・ノウハウ・情報・準備などの整えを急いでしまえば、多分、疲弊が訪れるでしょう。

ここで、例として、豊富な知識・経験・情報を基に某会合での某案件を想定し、盤石な準備を整えたとしましょう。当日、あるはずと思っていた某案件が挙がらず、豊富な情報から未来永劫に某案件は挙がらないと知れば、無駄足になったと思うでしょう。そして、同様な出来事が何度も続けば、おそらく準備を怠るでしょう。

著者は、整えた盤石な準備は水泡に帰さないと考えます。某案件と同様な案件が予期せず挙がった際、以前に整えた盤石な準備を基盤として臨機応変に対応できれば、新たな価値観・志向・感性などが得られ、自身の成長を促すと思えるからです。このような実績の積み重ねにより、意識せずとも言動でき、突発的な出来事にも自然と体が動くようになるでしょう。知識・経験・ノウハウ・情報・準備などを記憶に留め、臨機応変に引き出し、理路整然と思考・連動・融合などをもって明示する実績の蓄積が重要と考えます。

ゆえに、著者は、疲弊せぬよう〝適度な準備〟を心がけ、予期せぬ問題への対応力を高めるべく、話術・洞察力・創造性などを常日頃から磨いています。

●見返りを求めずすべて与えよ

与えた際に見返りを求めれば、裏切られる可能性があります。裏切られれば心痛を伴うため、著者には、自衛として〝すべて与える精神〟が身に付きました。見返りを期待せねば、相手から何かが返って来た際、この上なく喜びの感情が湧き上がります。しばらくは余韻に浸り、さらに何かを与えたく自分磨きのモティベーションを得ます。まったく見返りがなくとも、著者にはストレスは溜まりません。

２００９年４月に出口研究室を創設した際、研究室方針の一つとして〝Give Give Give〟［2］を掲げ、著者は、与え続けられるよう心掛けています。ありがたいことに、著者は与えた以上を受け取っています。

●迷ったら険しい道を選ばれよ

著者は、中途半端な知識・経験・ノウハウ・人脈・情報などが邪魔して身動きが取りにくくなり、時を同じくハラスメントを受け、ハラスメントを供した当事者たちに挑む〝険しい道〟を選ばず、病に伏しました。当時の著者には、残念ながら力がありませんでした。

うつの渦中で苦しんだ著者には、うつを再び重くしない自愛に自愛を重ねる姿勢が身に染み付き、〝険しい道〟を選ばない自身に不甲斐なさを感じるときもあります。ただ、著者は、ゆるりと減薬に挑戦しており、自身のうつの完全治癒を勝ち得てから、未来に後悔せぬよう〝険しい道〟を選び続けます。著者の現状は、するかしないかで迷った際には、非常に短い時間で〝する〟を選択し、未来の後悔を減じています。

●上役は見切り、部下に慕われよ　我慢せず信念ある行動を心掛けよ

うつに侵された頃の著者は、職階に対して敬意を払い過ぎ、人の本質を見抜く姿勢に欠けていました。当事者たちのストレス発散（酷いハラスメント）を受け、それらに耐えるのも部下であった自身の一職務と誤認し、著者は、二度も重度のうつに侵されました。当時を回想するたびに、著者は、取り返しの付かない大失態を犯した自身を〝大馬鹿者〟と思います。

当時の著者は、知識・経験・ノウハウ・情報などすべてが不足しており、自身の大失態にすら気付かず、逆に、自身の部下に当たる学生たちに対する尊重・愛情・敬意・感謝などが完全に欠落していました。当事者らに従順な当時の著者の姿勢は学生たちに筒抜けで、当時の著者は学生たちにとって魅力の欠片もありませんでした。

２００５年頃からは、何事・何者に対しても〝本質を見切る〟よう心がけ、自身の信念を曲げず、真偽を問い、自ら出した答えをもって、〝偽に挑む姿勢を崩さぬ努力〟を続けています。徐々に、学生たちが著者の周りを取り囲み、少しずつ現職の真なる意義がわかり始めました。

あなたの自信ある上役への言動は、必ず、部下が見ています。いわゆる、〝良い子〟に成り下がらず、信念をもって真偽を問い、〝偽なる何者にも挑む姿勢を崩さぬ努力〟が重要と著者は思います。無論、著者は、自身の心にも、何度も何度も、刻み直します。

●人を憎まず罪だけ憎まれよ

著者は、人とは、憎む存在ではないと思っています。でも、著者は、まだ、人として未熟で、思いどおりに実行できていません。ただ、努力だけは惜しまず、著者にハラスメントを供した当事者たちを憎まず、忘れようとしています。当事者たちに対する憎しみの感情が消え去ったとき、著者は、自身のうつの完全治癒を獲得できるでしょう。

人を憎めば、多かれ少なかれ寂しさを感じます。博愛として、人を悪く思う感情は、誰ももちたくないでしょう。あなたが、罪だけ憎み、人を憎まなければ、著者には、あなたが優美に映ります。

●たまには完全に休まれよ　機が熟すのを待たれよ

働き過ぎていませんか？

私生活を蔑ろにしていませんか？

有給休暇を消化していますか？

著者は、１９９６年４月から重度のうつと診断された２００２年３月下旬まで、ドイツでの滞在時期を除き、曜日と時間の感覚がなくなるほど職場に居続けました。特に、２００２年３月の１カ月間は、大袈裟かもしれませんが睡眠や食事の余裕もなく（正確には睡眠障害と摂食障害）、とにかく職場に居続けました。異常でした。ただ、当時の著者は、自身の精一杯の努力だけは尽くしていたようです。

2003年1月に復職し、1996年4月から2002年3月下旬までの没データーに独自アイデアを投じて回生し、学術論文3報を書き上げて投稿したところ、3報とも無修正で掲載となりました。〝天は精一杯の努力を尽くした者を見放しはしない〟と思え、著者の心は晴れ渡り、そして、自信を回復しました。

努力中には何事も起きず、半ば諦めた頃、ふとしたきっかけでブレイクスルーが脳裏をかすめた瞬間はありませんか？　著者は、何度も経験しました。

たまには完全に休みましょう。機が熟すかもしれません。期待せずに期待しましょう。著者の場合、機は、他事で悪戦苦闘している際、趣味に没頭している際、偶然に誰かと会った際、床に就き独り言を呟いている際に訪れることが多く、枕元のメモ用紙・カバンの中の雑紙とペンは必須アイテムです。

●頑張って休まれよ

この本は、著者にとって単著での処女作であり、メモ書き開始から約2年半、自身での人体実験的な検証など全力疾走で駆け抜けました。この本の執筆を通して、著者は、著者のうつときわめて上手につき合えるようになりました。

当初は、著者の負の遺産（二度のうつ病・病気休暇・闘病・リハビリ・復職・派生の酷い出来事）

を赤裸々に伝え、そのような人《じん》でも底の底から這い上がった事実を記すことで、うつに苦しむ方々に勇気と希望を提供したいという使命感と情熱から、この本の執筆に向かいました。執筆を終え、著者は、著者のうつときわめて上手につき合えるようになり、うつに苦しむ方々のためだけではなく、著者自身のための執筆だったと感じること始終です。非常に複雑な心境です。

夢中で駆け抜けた約2年間、歩を緩めるには相当な努力を要すと思いますが、著者は、しばらく、真なる休憩を頑張って取るつもりです。

あなたも、根を詰め過ぎず、頑張って休みましょうね。

著者の闘病歴

2002年3月下旬、著者は、主治医・山口修明医師に「病気休暇を要す重度のうつ病」と診断され、2002年4月頭から9カ月間、病気休暇を取りました。正確には、病気休暇を要する重度のうつ病と記載された診断書を手に当惑し、完全に自分を見失った著者は、当時の上司であり恩師のM. H. 先生と同志のN. K. さんからの強力な説諭で、ありがたくも病気休暇を取らされました。

重度のうつ病を発症した原因は、6年間もの長期に渡るハラスメントに耐え続けて陥らされた自信喪失でした。著者は、昇進の道を拓いてくれた恩師M. H. 先生の計らいを厚意と思えず、昇進に相応しくないと当時の自分を誤認・悲観し、独りで悩み続け、自滅しました。

うつ病を発症した原因は、陥らされた自信喪失（自分の問題）が主だったため、恩師M. H. 先生と同志N. K. さんと薬の助けを借りながら心身の安定を取り戻した著者に、原因を消し去ることは平易でした。また、うつに侵された職場には、すでにハラスメントを供した当事者らはおらず、著者は、復職に向け微塵の不安も無く準備を進められました。

2003年1月頭、著者は、うつの傷跡とともに復職しました。恩師M. H. 先生と同志N. K. さんの献身的なサポートの下、職務を果たすたびに心地良い疲労感・充実感に浸り、うつの傷跡が加速度を増して薄らぐ毎日を過ごしました。でも、著者にとって好適な職場は、2004年3月末日、恩師

M.H.先生の定年退官とともに幕を閉じました。

2004年4月頭から4カ月半、著者は、一転して環境の悪化した職場で、自身のうつが下降線を辿ると知りつつも巧みなハラスメントに力の限り耐えながら、環境改善の要望とともに職務を続けました。

忍耐の限界を感じた2004年8月中旬、自衛の最終策（居室の非公式な移動）を講じるべく、著者は準備を始めました。今でも、この自衛策が承認されていれば、著者のうつは快方路線に再び乗り、二度目の病気休暇は無かったと断言できます。

しかし、残念ながら、著者の自衛策は、著者にハラスメントを供した当事者にまず承諾され、数日後に前言撤回なる当事者の陰湿な邪魔立てに利用されました。当時の著者は、当事者の承諾を信じるほど大馬鹿者でした。でも、他人を疑う行為は誰かに疑われる以上に辛い不道徳であったため、今でも著者らしさを優先した当時の著者を褒めています。ただ、あまりにも代償は大き過ぎ、2004年8月下旬、極度の人間不信・貧困妄想・自己嫌悪に取り憑かれました。

うつに長けた著者の勘は外れず、「病気休暇を要す重度のうつ病」に再び侵され、2004年9月頭から4カ月間、病気休暇を取りました。正確には、同志のN.K.さんに、ありがたくも病気休暇を取らされました。

二度目の病気休暇は、一度目に万事を経験済みであったため、著者は、戸惑いや迷いを感じることなく過ごせました。ただ、二度目の破滅的なうつは、原因に当事者が深く関わり、一度目のうつの傷跡をえぐられ傷が深かったため、当初1カ月ほど孤独な生き地獄の日中が続きました。病気休暇中に当事者が深く関わったうつの原因を排除することは不可能と誤認し、病気休暇の期限を自身で決め、無理矢理に復職しました。稚拙で無謀な行動でした。

後に、他人が悪しく関与したうつの原因を病気休暇中に完全に排除する術を見付けましたが、当時の著者には、当事者との直接対決だけが唯一の手段でした。

2005年1月頭、著者は半端に癒された心身とうつとともに、当事者と対決し離別すべく復職しました。覚悟してはいましたが、何度も当事者から巧みさを増したハラスメントを受け、うつをさらに重くするリスクに晒され、それを、著者が培ったノウハウでリスク排除する毎日が続きました。つまり、著者は、自らうつを重くする行為（頑張って直接対決・全身全霊を尽くしてリスク排除・踏ん張って職務）を続け、自滅に向かっていました。

著者が限界を感じ始めた2007年4月頭、まず、当事者と物理的に距離を置く居室移動が叶いました。さらに、著者の心身が限界に差し掛かった2009年4月頭、当事者との離別要望が結実し、環境改善（出口研究室の創設）を勝ち取りました。著者は、自らうつを重くする恐怖から解き放たれ、三度目の病気休暇を取らずに済み、服薬を続けながらですが、人並みに社会的責任を果たせるようになりました。

著者の二度目の復職は、間違いなく原因の完全排除まで遅らせるべきでした。ただ、この本を執筆するうえでは、幸か不幸か、一度目の経験（昇進・自信消失・うつ病発症・病気休暇・闘病・原因排除・リハビリ・復職・職務遂行）と二度目の経験（予兆察知・自衛策準備・邪魔立て・うつの重度化・病気休暇・闘病・リハビリ・復職・職務遂行・原因排除）を比較できました。

うつに侵された著者は不幸でしたが、二度とも乗り越えた今、特に二度目の著者の破滅的なうつでは多くのノウハウを検証でき、この本に記載した試行などに客観性を付与できたとも感じます。

非常に複雑な心境です。

時は戻せません。でも、もし、時が戻せるならば、そして、別の人生を歩めるならば、著者の希望は、唯一、〝うつと無縁な人生〟です。うつと無縁な人生は、何が無くとも幸福だと著者は思います。

うつは、著者の人生を大きく変えました。生き地獄・底の底で苦しんだ頃、著者だけが恵まれない環境に置かれ、著者だけが被害を受け、著者だけが最悪の苦しみの渦中にあると憂いていました。一事を万事とした著者は、大きな勘違いをしていたと今は思っています。

うつに蝕まれたことは間違いなく不幸でしたが、悩みが多くともやり甲斐のある職場に身を置き、そのためのすべてを両親から授かり、多くの方々から献身的なサポートを受け、今の著者がいます。

著者は、うつを除けば、最高に幸せな人生を歩んできましたし、自身のうつとのきわめて上手なつき合い方を体得した今後は、いかなる強靭・巨大な問題も必ず克服できる自信も得ました。うつをポジティブに捉えることは、非常にむずかしいでしょう。ただ、著者は、うつに侵される以前に比べ、確実に成長しています。

仮に、うつと無縁な著者がいたとして、さらに飛躍的な成長を遂げていたかもしれません。でも、うつがゆえに得たこと、うつと無縁がゆえに得られなかったことも少なくないと思います。これからも、多くを得るとも思えています。〝うつがゆえに〟です。そして何よりも、この本で、あなたに出会えました。著者にとって、最高の喜びです。あなたが、この本で、あなたのうつと上手につき合い、延長線上にある完全治癒を勝ち取ることを、著者は心から願い続けます。

飢えを凌ぐに分かち、乾きを凌ぐに湿らすに止めて分かち、雨露を凌ぐに軒下で交わり、暑さを凌ぐに木陰で語り、寒さを凌ぐに寄り添い愛し合うような価値観に万人が目覚めれば、ハラスメントは死語となり、うつも過去の病になると著者は確信します。微力ながら、著者は、博愛世界の創造に尽力し続けます。

今一度、あなたが、この本の延長線上にある完全治癒を勝ち取ることを、著者は心の底から願い続けます。

この本の執筆を終えて

この本の執筆を終え、著者は、1996年4月から2016年12月までの日々に、よい意味で別れを告げることができました。このような好機を得られ、著者にはもったいない献身的なサポートをいただいた方々に、活字では表せない深謝を著者は感じています。

心温かき恩師M.H.先生、恩師F.W.先生、先輩Y.B.さん、同志N.K.さん、盟友（故）Y.H.さん、実の父親を超える心の親父（故）T.I.さん。

この場を借り、本当にありがとうございます。

この本の執筆を終えた著者は、素直に、以前の自身が忌々しい過去を憂うだけの卑屈な大馬鹿者と思えます。そして、真に前を向き続けられる今後の人生を、あなたとともに歩める著者は、至高の幸福者です。

本文でも触れましたが、著者は、ゆるりと減薬に挑戦し続けています。著者の非常に簡単な減薬方法は、心が擾乱した際に、〝他事にて気を紛らわす〟です。著者の他事は、〝親交ある故人らと対話しつつベランダで一服〟〝ヒゲ剃り〟〝爪切り〟〝歯磨き〟〝できるだけ無意味なことを考える〟です。あなたもこの本を通して、減薬に挑戦する段に至ります。

あなたは、この本の延長線上にある完全治癒を、確実に勝ち取ります。
著者も、あなたとともに歩み続け、完全治癒を確実に勝ち取ります。
あなたの幸多き未来を、著者は心から願い続けます。

２０１７年1月　出口　清一

この本は、『伝える達人』［1］の著者である名古屋大学工学部・工学研究科コミュニケーションデザイン室・室長・中村昭典先生のプロモートのもと、完成しました。この本の第一歩は、中村先生が著者に踏み出させました。この場を借り、深遠な謝意を表します。

著者は、フェイスブックを介して、まるで家族のように多くの方々から御力をいただき、この本の執筆に向かえました。記して謝意を表すとともに、これからもよろしくお願いいたします。

著者が、うつと上手につき合えていなかった頃、温かく見守ってくれた家族、そして、この本の執筆時間に配慮してくれた家族、ありがとう。これからも、よろしく。

この本の出版機会をいただきました医学通信社の皆さん、著者の意向を最優先に考えて下さった同社・編集部の佐伯真理さんに、心より御礼申し上げます。

末筆ながら、この本に配慮不足がありましたら、あなたには、格別のご高配をお願いいたします。

引用

［1］ 伝える達人、中村昭典著、明日香出版社、２００７
［2］ http://www.nuce.nagoya-u.ac.jp/L14/policies.html

《著者の略歴》　出口　清一

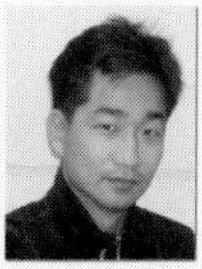

1968年8月:　誕生（岐阜県瑞浪市）
1987年3月:　県立多治見北高校　卒業
1987年4月:　名古屋大学工学部化学工学科　入学
1991年3月:　同上　卒業　学士（工学）
1991年4月:　名古屋大学大学院工学研究科博士課程前期課程化学工学専攻　入学
1993年3月:　同上　修了　修士（工学）
1993年4月:　名古屋大学大学院工学研究科博士課程後期課程化学工学専攻　進学
1994年10月:　NEDO交換留学生（ハンブルク工科大学Werther研究室）（2週間）
1995年5月:　NEDO交換留学生（ハンブルク工科大学Werther研究室）（1カ月間）
1996年3月:　名古屋大学大学院工学研究科博士課程後期課程化学工学専攻　修了　博士（工学）
1996年4月:　名古屋大学理工科学総合研究センター総合環境システム科学リサーチグループ　助手
1998年7月:　名古屋大学創造開発在外研究員（ハンブルク工科大学Werther研究室）（2カ月間）
2000年4月:　愛知工業大学工学部応用化学科Ⅱ部　非常勤講師　（3年間）
2001年11月:　名古屋大学創造開発在外研究員（ハンブルク工科大学Werther研究室）（3カ月間）
2002年4月:　名古屋大学大学院工学研究科エネルギー理工学専攻熱エネルギーシステム工学講座熱エネルギー研究グループ講師
2002年4月:　病気休暇　（9カ月間）
2004年9月:　病気休暇　（4カ月間）
2009年4月:　名古屋大学大学院工学研究科エネルギー理工学専攻熱エネルギーシステム工学講座熱エネルギー研究グループ出口研究室　講師
2012年4月:　㈲アルファシステム　技術顧問
2013年1月:　大学発ベンチャービジネスプラングランプリ（名古屋市新事業支援センター主催）　奨励賞
2014年3月:　名古屋大学工学部化学小部会　ベストティーチャー（講義部門）

著者個人URL: http://profs.provost.nagoya-u.ac.jp/view/html/100001905_ja.html

出口　清一
名古屋大学大学院工学研究科講師

うつとの上手なつき合い方
～二度の病気休暇・復職の経験者だからわかる“うつ病対策”～

2017年1月27日　第1版第1刷発行

＊定価は裏表紙に
表示してあります

著　者　出口　清一

医学通信社 BOOKS
発行者　清水　尊
発行所　医学通信社

〒101-0051　東京都千代田区神田神保町2-6
十歩ビル
TEL 03-3512-0251（代表）
FAX 03-3512-0250

https://www.igakutushin.co.jp/
※弊社発行書籍の内容に関する
追加情報・訂正等を掲載して
います。

装丁デザイン：冨澤　崇
（表紙イラスト：©Aleksandora Smirnova−Fotolia.com）
（本文イラスト：©evarin20−Fotolia.com）
印刷・製本：株式会社　シナノ印刷

　ISBN978-4-87058-658-1